DRA. DAYSE CALDEIRA

CORPO-MENTE-ESPIRITUALIDADE
Conexões essenciais para a saúde plena

2022
1ª EDIÇÃO

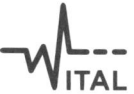

Todos os direitos reservados.
Copyright © 2022 by Editora Vital

Direção editorial
Silvia Vasconcelos
Produção editorial
Equipe Editora Pandorga
Preparação e Revisão
Henrique Tadeu Malfará de Souza
Diagramação
Fakel Barros
Composição de capa
Lumiar Design

Texto de acordo com as normas do
Novo Acordo Ortográfico da Língua Portuguesa
(Decreto Legislativo nº 54, de 1995).

Dados Internacionais de Catalogação na Publicação (CIP) de acordo com ISBD

C146e   Caldeira, Dra. Dayse

Corpo-mente-espiritualidade: conexões essenciais para a saúde plena / Dra. Dayse Caldeira. - Cotia : Vital Editora, 2022.
184 p. ; 16cm x 23cm.

Inclui índice.
ISBN: 978-65-87140-51-3

1. Autoconhecimento. 2. Saúde. 3. Corpo. 4. Mente. 5. Espiritualidade. I. Título.
2021-4679   CDD 1501943
                                                   CDU 15990194

Elaborado por Odilio Hilario Moreira Junior - CRB-8/9949

Índice para catálogo sistemático:

1. Autoconhecimento 150.1943
2. Autoconhecimento 159.9.019.4

2022
IMPRESSO NO BRASIL
PRINTED IN BRAZIL
DIREITOS CEDIDOS PARA ESTA EDIÇÃO À
EDITORA PANDORGA
Rodovia Raposo Tavares, km 22
CEP: 06709015 – Lageadinho – Cotia – SP
Tel. (11) 4612-6404
www.editorapandorga.com.br

SÚMARIO

- **5** DEDICATÓRIA
- **7** AGRADECIMENTOS
- **8** PREFÁCIO
- **11** APRESENTAÇÃO
- **13** INTRODUÇÃO
- **16** O CORPO
- **35** EM BUSCA DE UMA VIDA MAIS SAUDÁVEL
- **37** QUE SEU ALIMENTO SEJA O SEU REMÉDIO: ALIMENTOS FUNCIONAIS
- **51** CUIDE BEM DO SEU "SEGUNDO CÉREBRO" – DISBIOSE INTESTINAL
- **75** MANTENHA SEU CORPO EM MOVIMENTO: ATIVIDADES FÍSICAS
- **83** LONGEVIDADE E REMODELAÇÃO HORMONAL
- **91** SATISFAÇÃO SEXUAL: PRAZER MUITO ALÉM DA TESTOSTERONA
- **115** NÃO ESTAMOS CONDENADOS PELA GENÉTICA: MAPEAMENTO GENÉTICO
- **125** ESTRESSE: O VILÃO DA SOCIEDADE MODERNA
- **144** A MENTE
- **163** A ESPIRITUALIDADE
- **175** REFERÊNCIAS

Dedicatória

Eu nasci em Patrocínio, cidade com aproximadamente 72 mil habitantes, na região do Triângulo Mineiro.

Ainda no útero da minha mãe "aprendi" a lidar com doenças, a principal delas, o diabetes *mellitus* do meu pai.

Infelizmente, ele faleceu muito jovem, aos 42 anos, devido a várias complicações do diabetes *mellitus* e do tabagismo.

Eu tinha apenas 5 anos de idade e me recordo, com grande clareza, de suas idas e vindas do hospital. Até que um dia ele foi e não retornou mais...

O sonho de ser médica, talvez, se deva ao fato de tão novinha ter lidado com a doença dentro da minha própria casa, assistindo, dia após dia, à saúde do meu pai se deteriorando...

Fiz a faculdade de medicina com ajuda do meu padrasto, José de Melo, por quem tenho imensa gratidão e amor, e também com a ajuda de minha mãe, mulher corajosa e batalhadora. Formei-me e escolhi como primeira especialidade a anestesiologia. Por mais de uma década me dediquei a essa especialidade.

Sou muito grata pelos aprendizados dessa formação, mas dentro de mim faltava algo...

Ver meus colegas cirurgiões fazerem uma laparotomia, identificarem um câncer em estágio avançado, inoperável, suturarem aquele abdômen e darem a triste notícia à família me deixava desconfortável e inconformada.

Será que não existiria uma alternativa para aquela pessoa? Até que, após anos e anos de estudos, eu encontrei a medicina que eu buscava. Eu encontrei o modelo de medicina que provavelmente evitaria diversas laparotomias que anestesiara por mais de uma década; a medicina que provavelmente evitaria a morte de um homem jovem, de 42 anos devido ao diabetes, deixando duas crianças pequenas sem pai...

Enfim, encontrei a medicina que tem como foco a prevenção, com novos rumos e conceitos que abordarei neste livro.

Agradecimentos

Quero agradecer primeiramente a Deus, por finalmente eu ter descoberto a minha missão, a qual prometo cumprir com total devoção.

Agradeço a todos os meus professores e mestres por somarem conhecimentos de grande valia à minha formação. Em especial ao meu mestre Dr. Ítalo Rachid e ao Grupo Longevidade Saudável, por serem o divisor de águas na minha vida profissional.

Gratidão à minha família por compreender e apoiar o caminho que eu optei seguir.

Agradeço a confiança e o carinho a todos os clientes/amigos que fiz nessa longa trajetória.

Gratidão aos meus fiéis amigos Iara Araújo, Thaís Martins, Carlos Átila (Alemão), José Ribas, Silvia Vasconcelos, por me apoiarem e estarem comigo sempre!

Agradeço a você, querido leitor, que por algum motivo está lendo este livro. Que através dele você possa quebrar os velhos paradigmas e obter qualidade de vida e felicidade para você e sua família.

Prefácio

Tudo começou nas mídias sociais e minha procura incessante pelo conhecimento por temas relacionados à saúde preventiva. Já estava farto da medicina tradicional, com sua abordagem binária que nos compartimenta em caixinhas e trata os sintomas e efeitos no lugar das causas. Por todas as experiências que eu já tinha passado e frustrações decorrentes de ineficientes tratamentos, eu vislumbrava médicos da saúde em oposição aos médicos das doenças. Médicos que me vissem como um ser integral, único e indivisível. Que compreendessem que somos muito mais que só corpo e que a mente e as nossas crenças e fé (ou falta dela) têm papel vital em nosso bem-estar geral.

Foi então que me deparei com esta jovem estudiosa, *nerd*, humilde, que esbanjava carisma e saúde e compartilhava textos educativos e transformadores no Instagram. Apaixonado por seus textos, vim a compartilhá-los com meus seguidores, pois sabia que tinha encontrado o que eu tanto buscava, uma médica da saúde, e assim, meus seguidores também poderiam usufruir desse conhecimento único. Foi assim que conheci a Dra. Dayse Caldeira e me tornei um dos seus privilegiados pacientes.

Ver alguém por completo, com toda a influência que a mente e as crenças trazem para esta pessoa, é algo milenar. O próprio pai da medicina, Hipócrates, trouxe este conceito para nós quando disse a histórica frase: "Que o alimento seja o seu remédio". A palavra utilizada por Hipócrates para designar "alimento", em grego τροφή • (*trophḗ*), não só é a mesma palavra utilizada no grego *coiné* (grego antigo) para descrever aquilo com que alimentamos nossas emoções, como também a palavra utilizada nos compêndios bíblicos para designar o alimento espiritual.

Pelo que sabemos de Hipócrates, ele via o ser humano como algo integrado; assim, podemos inferir que o pai da medicina analisava o paciente por todos os ângulos: o que alimentava o corpo físico (comida); o que alimentava a mente (ou emoções, também demonstradas na teoria dos "humores"); e o que alimentava o espírito (ou espiritualidade), pois mesmo ele adorava as deidades associadas à saúde da época, como Hígia e Panaceia.

Essa abordagem sistêmica e integrativa não foi uma particularidade apenas de Hipócrates, mas também de toda uma cultura que não teve essa influência "cartesiana" e que continua até nos dias de hoje a tratar pacientes de forma integrativa – a MTC, Medicina Tradicional Chinesa. Ela aborda o equilíbrio *Yin-Yang*, conecta estados emocionais como raiva, tristeza, desespero, alegria, medo etc., com órgãos do corpo humano, atribuindo assim doenças e tratamentos correspondentes.

Ou seja, esse conceito integrativo não é nada novo, e sim perdido com o decorrer da história e novas abordagens que desmembraram o ser humano e o trataram como apenas um corpo e não uma pessoa. Até mesmo cientistas renomados da atualidade, como Bruce H. Lipton, autor do *best seller* "A biologia da crença", após décadas de descobertas em epigenética, chegou à conclusão de que existe algo maior ou superior a influenciar nosso DNA e não propriamente a biologia.

Isso também pode ser demonstrado pelos efeitos placebo e nocebo, nos quais a crença do paciente tem um impacto notável em sua cura ou doença. Algo ironicamente aceito largamente pela medicina atual, uma vez que inclui a mente e crenças (espiritualidade) do paciente nessa equação, mesmo que publicamente não mencionem os efeitos placebo e nocebo por esse ângulo.

Nesta época conturbada em que vivemos, quando uma pandemia está moldando nosso modo de viver e encarar nossa saúde, percebemos com clareza essa conexão indivisível do ser humano: corpo, mente e espiritualidade. Os estados emocionais e as crenças das pessoas poderão causar mais males que a própria pandemia (covid-19), em si.

Portanto, este livro com que a Dra. Dayse nos agracia é uma obra única que nos transporta para esta viagem de descobertas sobre a raiz dos porquês e como adoecemos, conduzindo-nos ao autoconhecimento. Ela conecta os elos perdidos no tempo, reunindo o tradicional com o atemporal e, assim, mostrando como o "médico do futuro" deve tratar o "cliente do futuro", agora no presente.

Que esta obra transforme as vidas de todos os leitores, particularmente os profissionais de saúde, os médicos, que devem fazer todo o possível para honrar os seus juramentos ao prometerem solenemente consagrar as suas vidas ao serviço da humanidade, sendo a saúde e o bem-estar de seus doentes as suas principais preocupações, e que respeitarão suas autonomias e dignidades e guardarão o máximo respeito pela vida humana. E que assim seja!

Marcelo Facini
Cientista alimentar e naturopata

Apresentação

Escrevo este livro num momento inimaginável da minha vida e, creio, da vida de todos desta geração. Estamos passando por um caos mundial, o qual entrará para a história: a pandemia da covid-19. Essa doença respiratória é causada pelo vírus SARS-CoV-2 e apresenta, como principais sintomas, febre, tosse seca e dificuldade respiratória. Ela pode se iniciar como um simples resfriado, mas pode também se agravar e levar à morte. Os primeiros casos surgiram na China, no fim de 2019. Em seguida, a doença espalhou-se por diversos países, o que levou a Organização Mundial da Saúde (OMS) a decretar, no dia 11 de março de 2020, estado de pandemia.

As transformações provocadas por esse "inimigo invisível" são imensuráveis, pois envolvem a saúde do corpo físico, mental e espiritual; logo, manter os nossos pilares da saúde plena em equilíbrio, por meio da prevenção, é essencial neste momento tão delicado que vivemos. Velhos cuidados, já esquecidos por muitos, como o simples ato de lavar as mãos várias vezes por dia, estão voltando a fazer parte da nossa rotina.

Máscaras protetoras são "acessórios" obrigatórios que, agora, compõem o nosso visual, por tempo indeterminado.

Há pouco tempo, se víamos algum mascarado entrar em um supermercado, logo pensávamos que se tratava de um "mau elemento". Hoje, é algo comum. Se alguém sai de casa sem máscara, é visto, literalmente, como um possível *serial killer*.

Além de tudo isso, a quarentena parece não ter fim. O isolamento social nos foi imposto, não porque se eliminaria a doença, mas, sim, porque nosso precário sistema de saúde não teria condições de atender a uma grande demanda de pessoas infectadas; no entanto, as consequências psicológicas da quarentena podem ser tão fatais quanto o próprio vírus.

Nesse período, segundo a OMS, existe o aumento do número de suicídios e também a exacerbação dos quadros de depressão e ansiedade.

Assim, é essencial, para a preservação de nossa saúde mental, a prática constante de meditação e exercícios de relaxamento. Ademais, reforçar nossas esperanças através da espiritualidade, ou seja, manter nossa fé inabalável, a fim de crer em dias melhores, fortalece-nos para que não nos afundemos na areia movediça de inseguranças e incertezas quanto ao dia de amanhã.

Para concluir, é sabido que guerras, revoluções e pandemias aceleram processos já em andamento, portanto essa pandemia que estamos enfrentando, com certeza, será um divisor de águas na forma como as pessoas encaram a própria saúde. Por conseguinte, o modelo da medicina, focado na prevenção das doenças e praticado por nós, "Médicos do Futuro", evoluirá, porque já sabemos, e agora todos já sabem, que o único caminho a ser percorrido sempre foi e sempre será o da prevenção.

Gratidão!

Introdução

Existe um novo modelo de medicina sendo praticado no mundo, que todos precisam conhecer e praticar.

Escrevo este livro no intuito de ajudar, com informações atuais e relevantes, a todos que desejem melhorar seu estilo de vida e, com isso, adquirir mais saúde e longevidade. No entanto, vejo a importância de fazer um alerta a todos os meus colegas médicos.

Entramos na faculdade com o entusiasmo próprio da juventude e o intuito de aprender sobre saúde, de onde saímos com o idealismo e a missão de promovê-la.

Porém, o mundo que vislumbramos, as maravilhas que imaginamos, a capacidade de ajudar o próximo, de curar doenças, de promover a saúde e fazer o bem se confrontam com a dura realidade do mundo. Descobrimos que a ultrapassada teoria dos velhos *slides* não tem muito ou quase nada a ver com a medicina que se aplica nos dias atuais.

Descobrimos que a promoção da saúde é um trabalho muito mais amplo e grandioso do que o obsoleto e engessado beabá transmitido por gerações e gerações de médicos, quase sempre sem nenhum questionamento ou nenhuma objeção.

Além disso, de forma paradoxal, estamos nos deparando com uma sociedade cada dia mais doente, ainda que mais perspicaz. As pessoas já não aceitam respostas medíocres e evasivas; buscam por mais conhecimento, querem respostas para problemas que vão além da saúde do corpo físico. Exigem saber por qual motivo adoeceram e como podem obter a cura das próprias enfermidades, sobretudo com os tradicionais medicamentos (que mais matam do que curam).

Em sua defesa, essas pessoas têm uma arma poderosa: a internet, que funciona como uma "roleta-russa", por oferecer informações que vão do mais baixo nível quanto à pesquisa científica, aos estudos mais aprofundados, tudo à disposição, 24 horas por dia, em qualquer idioma ou lugar do planeta. Ou seja, um desafio para nós, médicos.

Quando o paciente se senta à nossa frente, ele já leu tudo o que estava à sua disposição, já assistiu a dezenas de documentários referentes aos sintomas que sente e acredita saber mais que o médico. Ainda, fala da influência da mente e da espiritualidade e de que maneira estas podem influenciar e solucionar tais problemas.

E nada do que aprendemos nos ajuda nessa hora. Nos sentimos impotentes e frustrados. Dessa forma, nos empenhamos em pós-graduações, pesquisas e estudos, tentando mudar essa realidade, e descobrimos mais uma vez que, apesar do conhecimento, das técnicas, das máquinas e dos medicamentos de última geração, as pessoas continuam adoecendo e morrendo, bem diante de nossos olhos.

A constatação

Na medicina cartesiana, existe uma grande confusão entre causa e efeito, uma vez que se tenta, por meio dela, tratar o efeito, quando o foco deveria ser a causa das doenças.

Ademais, precisamos, como médicos, conhecer e respeitar a fisiologia do corpo humano, bem como entender a influência da mente e da espiritualidade nos processos de cura das doenças.

Logo, não são apenas a predisposição genética, o estilo de vida, o meio ambiente e os alimentos que causam as patologias. O estado de espírito e a mente fazem parte dessa equação, e nós, às vezes, nem temos noção disso. Porém, o paciente sabe, ou pelo menos pensa que sabe. E, se esse é o perfil de nosso paciente hoje, imagine como será o do futuro.

Será que você, médico, está preparado para esse paciente do futuro?

Afirmo que a minha missão neste livro é ajudá-lo a entender um pouco sobre essa nova medicina, que integra o ser humano e nos ajuda a compreendê-lo em sua total complexidade, além de prepará-lo para eliminar radicalmente seus velhos paradigmas e aprender, de fato, a promover a própria saúde de modo eficiente.

Fomos apelidados de "Médicos do Futuro"; no entanto, já somos realidade no presente da medicina. Eis que está surgindo o "Cliente do Futuro", insatisfeito com o velho padrão da "cura" através de remédios. Seus questionamentos exigem respostas complexas que abrangem o TODO.

Você, caro colega, está preparado para o "Cliente do Futuro"?

Dra. Dayse Caldeira

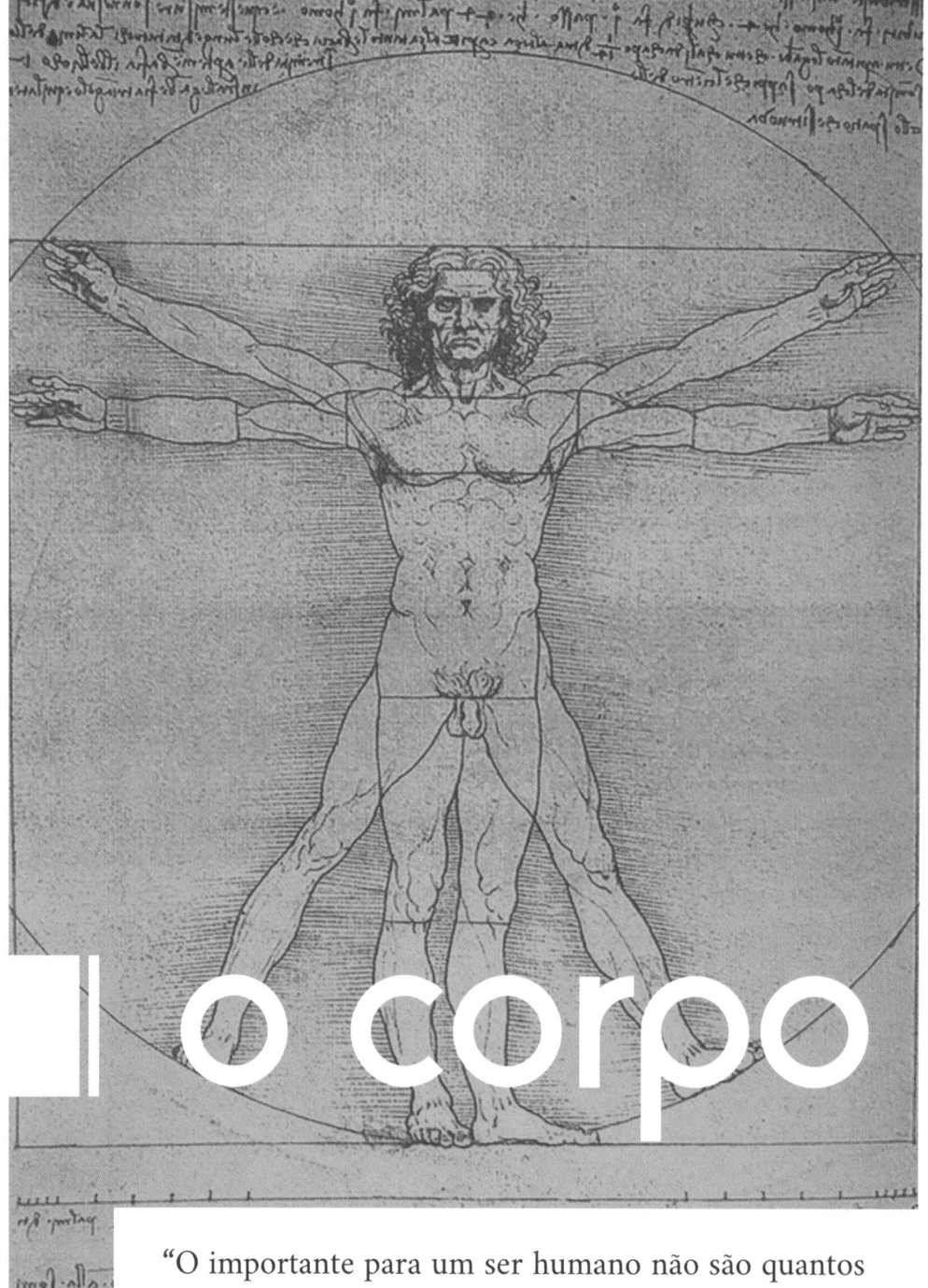

o corpo

"O importante para um ser humano não são quantos anos de vida, e sim quantos anos de saúde."

José Inácio de Bayeux

Aprenda a ouvir seu corpo

Você já ouviu esta expressão, "o corpo fala"?

Pois é, ele fala, e nós precisamos aprender a decifrar o que ele quer nos dizer. Traduzir seu estado de espírito, seu humor e todos os sinais que ele está emitindo, embora por vezes insistamos em não lhe dar ouvidos.

Entender tudo isso significa apreender o conceito de saúde integral, em que o corpo, a mente e a espiritualidade são uma unidade indivisível e, como tal, os fatores emocionais e físicos correlacionam-se. Logo, não podem ser tratados separadamente.

O conceito de saúde adotado pela OMS é o seguinte: "um estado de completo bem-estar físico, mental e social, e não somente ausência de afecções e enfermidades". Portanto, saúde não é ausência de doença.

A saúde integral envolve tratar e equilibrar um corpo doente, dando atenção a outros aspectos, além do corpo físico, como a mente e a espiritualidade.

Um pouco da história da medicina

A definição da OMS, citada anteriormente, é de 1968. Parece muito tempo, mas vou mais longe: Hipócrates (séculos IV a V a.C.), filósofo grego considerado o Pai da Medicina, por ser a primeira pessoa do Ocidente a sistematizar os conhecimentos disponíveis sobre saúde e doença, já havia concluído tal raciocínio.

Hipócrates, 440 anos antes de Cristo, por meio da "teoria humoral", defendia basicamente que o corpo humano se compõe de quatro substâncias, às quais ele deu o nome de "humores": bile negra, relacionada com a terra, com propriedades de secura e frio; bile amarela, relacionada com o fogo, com propriedades de secura e calor; sangue, relacionado com o ar, com qualidades de umidade e calor; fleuma, relacionada com a água, com qualidades de umidade e frio.

Ele afirmava, também, que, para ter saúde, era preciso manter um perfeito equilíbrio entre si. E, ao perder esse equilíbrio, surge a doença, tanto do corpo quanto do espírito.

Isso nos mostra que a medicina, como disciplina de estudo, nasceu integrativa. Hipócrates nunca viu a doença como um assunto exclusivamente orgânico. Pelo contrário, em sua concepção, a mente e o corpo eram uma só realidade; consequentemente, o que acontecia com a mente provocava efeitos no organismo físico e vice-versa.

Obviamente as substâncias dos "humores" imaginados pelo filósofo não passavam de devaneios, sem qualquer fundamentação científica. Aliás, nem existia propriamente o conceito de ciência, mas o pensamento hipocrático foi uma grande revolução: pela primeira vez, as patologias humanas foram explicadas a partir da fisiologia.

Além de sistematizar os conhecimentos, a teoria dos quatro humores estabeleceu, pela primeira vez, uma visão holística sobre a natureza e a saúde, tratando ainda de temas que nem eram considerados, como epidemias, fraturas, "doenças de mulher", distinção entre doenças aguda e crônica, a importância dos exercícios físicos, da dieta etc.

É claro que tudo isso se baseava em conhecimentos empíricos e enraizados nas crenças da época. Por exemplo, uma doença poderia ser interpretada como um castigo divino, e quem se formava em medicina na escola hipocrática era, por conseguinte, adorador de Hígia e Panaceia, deusas associadas à saúde.

Com base nisso, Hipócrates estabeleceu os critérios éticos da profissão médica, os quais, inclusive, compõem nosso juramento ao terminar a faculdade.

Hoje vemos que ele estava equivocado sobre muitos aspectos, mas suas teorias nos servem até agora como luz para os caminhos a seguir. Logo, a ideia de que a saúde está relacionada ao equilíbrio dos humores corporais, ou seja, que eles estejam nas quantidades e nos lugares corretos, e que a doença é decorrente do desequilíbrio deles, isto é, da falta ou do acúmulo desses humores em lugares errados, não tem base científica; hoje sabemos que esses líquidos nem existem. Pelo menos não como ele imaginou.

Tudo isso, mesmo parecendo estranho e equivocado, inspirou outro médico, quase 600 anos depois, a realizar estudos sobre anatomia, fisiologia, patologia, sintomatologia e terapêutica.

Cláudio Galeno, grego que viveu entre 129 e 199 d.C., considerado o Pai da Anatomia (foi o primeiro a usar animais em dissecações e pesquisas), estudou os humores de Hipócrates e criou uma teoria própria, de que a divisão das substâncias, que Hipócrates chamou de humores, determinava a personalidade das pessoas.

Segundo Galeno, quando a substância predominante é o sangue, o indivíduo tem um temperamento sanguíneo, o que significa que se trata de uma pessoa entusiasta, enérgica, decidida e ativa (paralelamente, essas pessoas têm um comportamento egoísta e tendem ao exagero).

Quando a predominância é da bílis amarela, o temperamento da pessoa é colérico e apaixonado. A abundância da bílis negra gera uma personalidade com tendência à melancolia e ao sossego.

Por último, quando a fleuma é o fluido predominante, o indivíduo é especialmente tranquilo, pacífico, emotivo e um tanto preguiçoso.

Assim como Hipócrates, Galeno imaginou que, quando os quatro humores se mantêm em equilíbrio, a saúde da pessoa é estável; do contrário, o desequilíbrio ou a discrasia (próprios de gente de temperamento difícil, irritadiça) desencadeiam as doenças.

O trabalho de Galeno influenciou a medicina por séculos e serviu de base para o pensamento medieval científico, nos estudos de fisiologia e anatomia, além de ter papel fundamental na visão sobre a relação entre o cérebro e a alma (ou mente). Mais tarde, no século XVII, tal trabalho serviu de contraponto para René Descartes apresentar a sua crítica à filosofia especulativa e propor uma nova ciência, voltada para uma medicina que buscasse a cura dos pacientes.

Aqui, nesse ponto da história e a partir das ideias de Descartes, é que a medicina se tornou "mais científica" e menos empírica, tomando o rumo curativo que temos até hoje.

O que quero dizer com isso é que, apesar da importância do pensamento cartesiano para a fundamentação da medicina como ciência, rendendo inúmeros e importantíssimos estudos que desvendaram quase tudo o que sabemos hoje sobre a mecânica corporal (e Descartes é o pai desse mecanicismo), é também nesse ponto que nos distanciamos da ideia de que somos mais do que uma máquina. Somos mente, corpo e espírito. Para tanto, é preciso retomar esse conceito, lançando mão dos conhecimentos cartesianos para ampliar as possibilidades não mais de cura, mas de prevenção, de antecipação e de entendimento do que seja realmente a doença.

Outras práticas

A medicina oriental, por exemplo, que não sofreu a influência de René Descartes, vê a doença como um desequilíbrio do organismo. E esse equilíbrio é obtido por meio da relação de forças opostas, chamadas de *Yin* e *Yang*, as quais se manifestam no corpo como frio e calor, interno e externo e deficiência e excesso.

A energia Qi é considerada vital, pois dá origem ao céu e à terra e ao *Yin-Yang*, ou seja, a dualidade energética. O *Yin* é a energia que está relacionada com a insuficiência, enquanto o *Yang* se relaciona com os excessos.

Acredita-se que as doenças sejam resultado do desequilíbrio do *Yin-Yang*, portanto as que se caracterizam como *Yin* são calmas, fracas, frias, úmidas, hipofuncionantes e crônicas. Já as que possuem características *Yang* são agitadas, fortes, quentes, secas, hiperfuncionantes e agudas. Após determinar se a pessoa é *Yin* ou *Yang*, é possível escolher os componentes que funcionarão melhor na terapia que terá como objetivo ajustar a circulação do Qi pelo corpo.

Nesse contexto, para compreender o modelo chinês, é preciso conhecer também a teoria dos cinco elementos que compõem a natureza: madeira, fogo, terra, metal e água.

Segundo os chineses (que tratam as doenças com base nessa ideia há mais de 2 mil anos), esses elementos se relacionam com órgãos, vísceras e tecidos do corpo; cada um possui uma ligação de dependência com o outro, constituindo um ciclo que determina o equilíbrio e garante a normalidade do funcionamento do "sistema".

Madeira: fígado, vesícula biliar, olhos e tendões.
Fogo: coração, intestino delgado, língua e vasos.
Terra: baço, estômago, boca e músculos.
Metal: pulmão, intestino grosso, nariz e pele.
Água: rim, bexiga, ouvido e ossos.

Para identificar uma doença e como tratá-la, o médico chinês precisa identificar que elemento está em desequilíbrio e aplicar um dos diversos métodos de tratamentos. Seguem alguns exemplos:

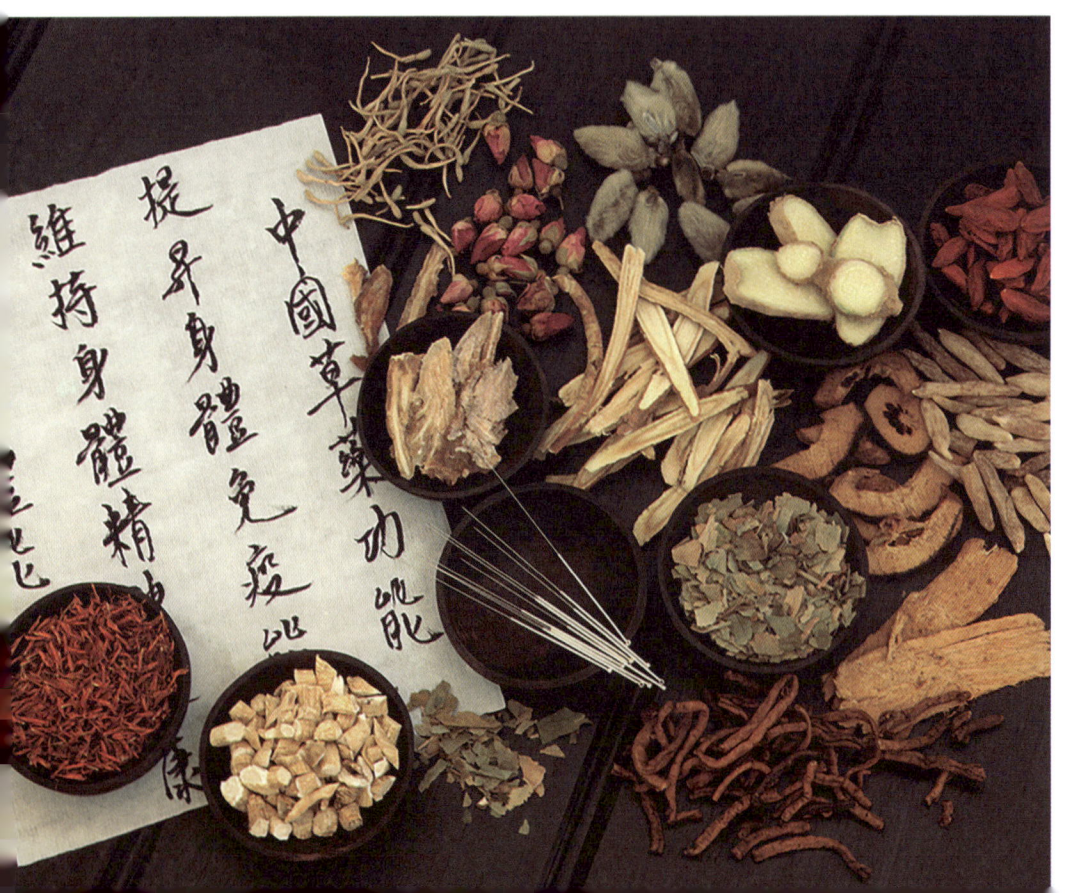

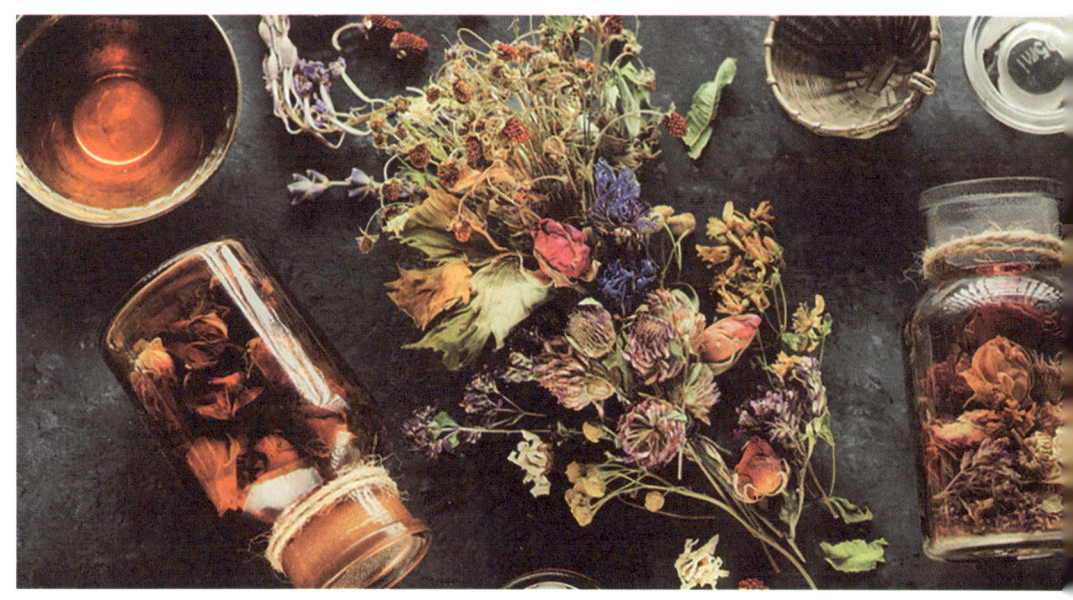

Fitoterapia

Basicamente, usa plantas para tratamento de doenças. Surgiu há 3 mil anos na China e hoje está difundida em todo o mundo. Inúmeros produtos farmacêuticos, além de tinturas e pomadas, são produzidos utilizando princípios ativos extraídos de plantas.

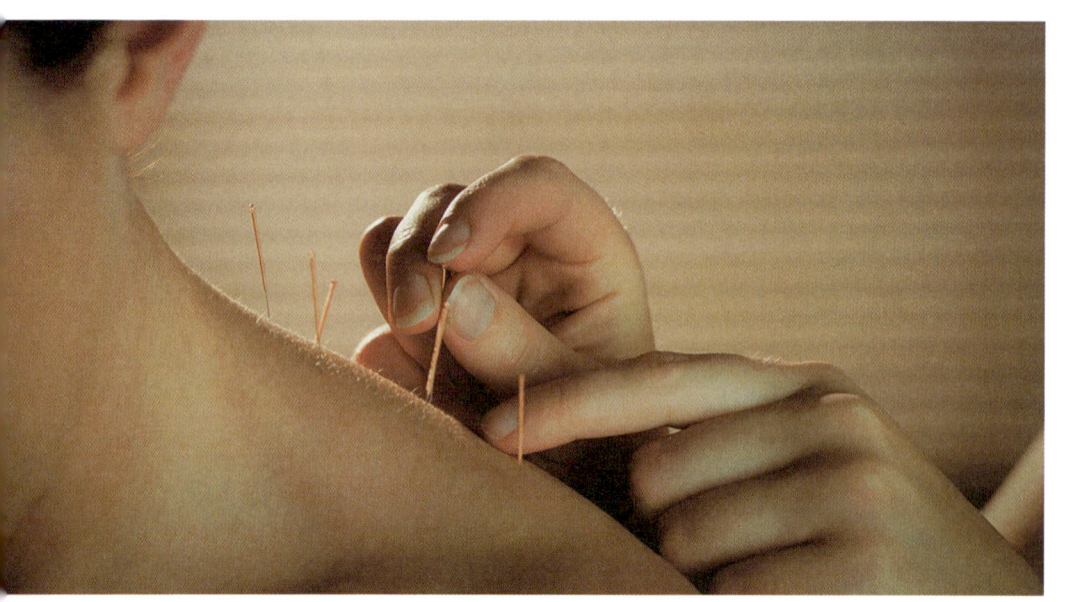

Acupuntura

É uma terapia milenar de origem chinesa bem popular no meio da saúde. Creio que a maioria dos leitores deste livro já tenha experimentado seus benefícios. Consiste na aplicação de agulhas bem finas em pontos específicos do corpo, o que pode proporcionar melhoria da imunidade, tratar problemas emocionais e doenças como sinusite, asma, enxaqueca, artrite etc.

As técnicas de acupuntura baseiam-se na ideia de que o corpo é composto de energia acumulada em várias regiões, chamadas de meridianos. Se o fluxo de energia nesses meridianos estiver desequilibrado, provocará problemas diversos, como inflamação no corpo, o qual pode causar dor, cansaço e fraqueza.

Restabelecer a homeostase é o objetivo da terapia com acupuntura, pois ela facilita a circulação de energia, desencadeando efeitos analgésicos e anti-inflamatórios. Atenção: esse tipo de tratamento deve ser realizado por profissionais capacitados e sob a orientação de um médico.

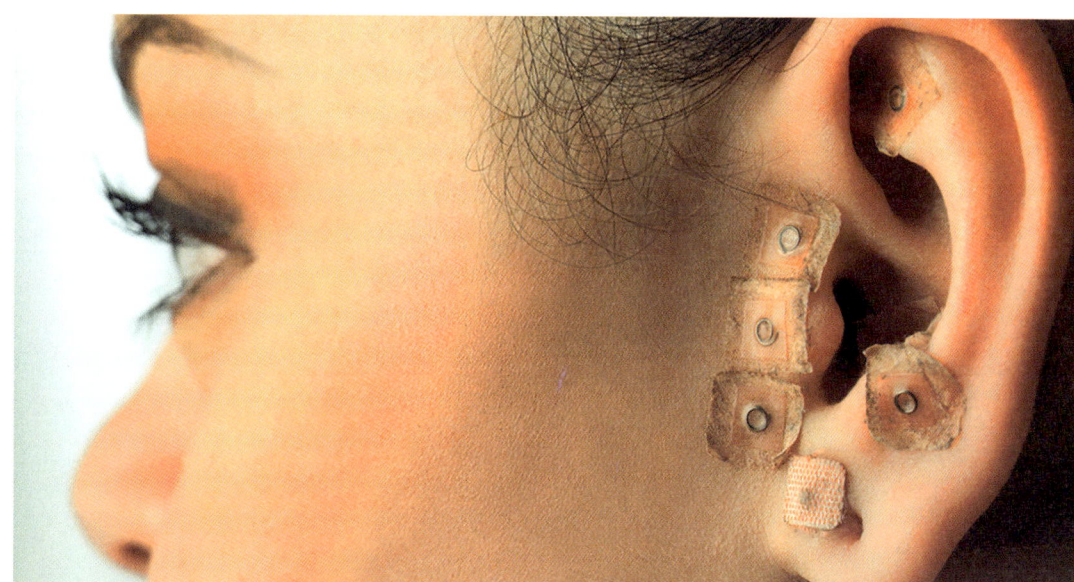

Auriculoterapia

É uma variação da acupuntura. Utiliza agulhas aplicadas em pontos específicos da orelha, como se ali houvesse uma "caixa de fusíveis". É um método que conseguiu impor-se pelos resultados obtidos e por ser pouco invasivo, o que o faz ser bem aceito pelos pacientes.

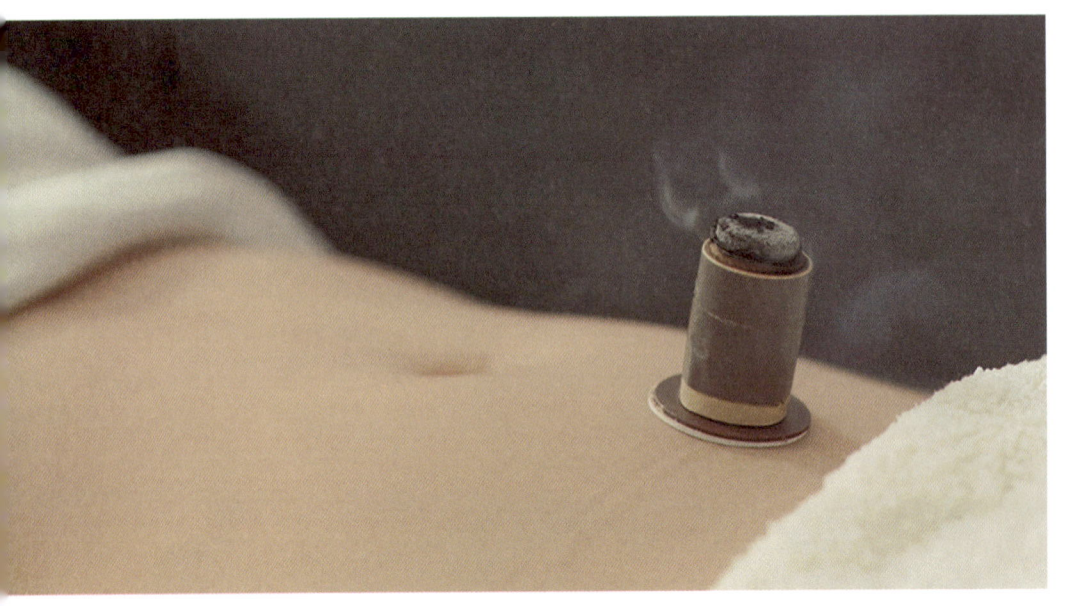

Moxabustão ou moxa

Consiste em tratar doenças por aquecimento aplicado diretamente em pontos do corpo. O tratamento é feito por meio da queima da artemísia (erva medicinal que produz um calor penetrante), eficaz no tratamento de doenças provocadas por frio ou pouca umidade. O corpo absorve o calor que produz vasodilatação. Tem efeito anti-inflamatório e analgésico.

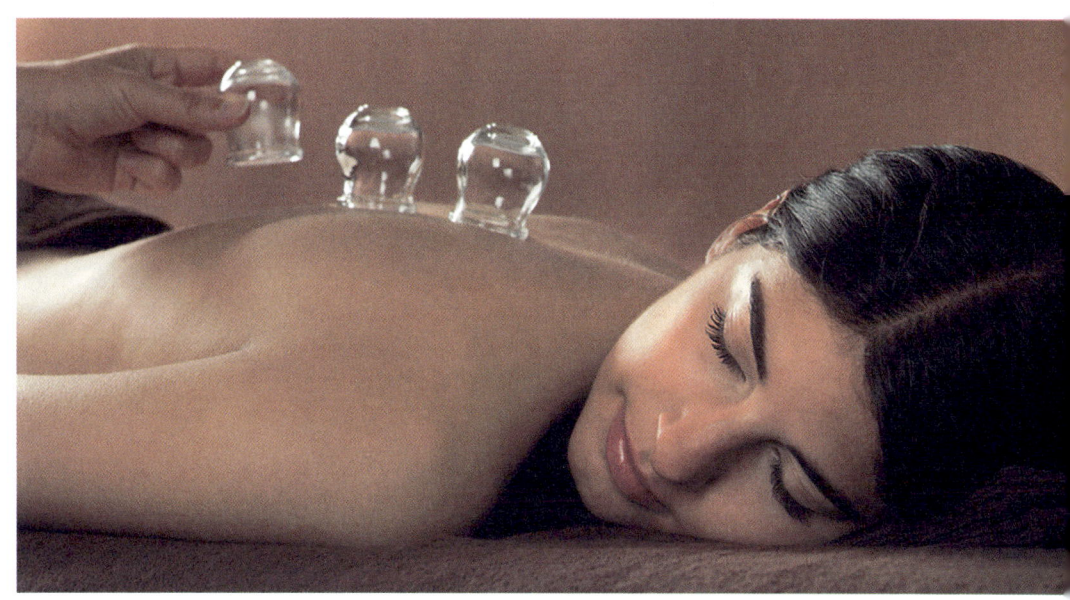

Ventosaterapia

Como o nome sugere, a técnica é realizada por meio do uso de ventosas colocadas sobre o corpo, as quais promovem a "limpeza do sangue". É um tratamento que surgiu há pelo menos 2 mil anos. O mecanismo não é claro, mas alguns pesquisadores sugerem que a colocação de copos em pontos de acupuntura selecionados na pele produz hiperemia ou hemostasia, o que resulta num efeito terapêutico. Alguns estudos também indicam que a estimulação de pontos nervosos na pele aumenta a liberação de peptídeos endógenos, gerando analgesia, que controla a dor.

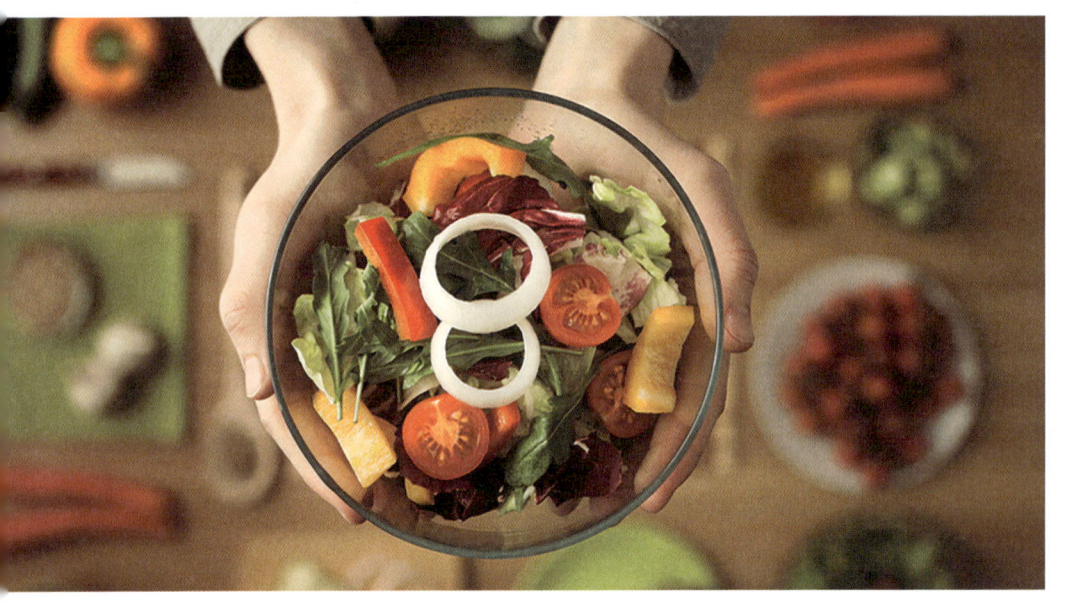

Dietoterapia

Consiste em ministrar alimentos que contenham os nutrientes necessários para a recuperação de um organismo debilitado, levando em conta as características físicas, nutricionais, psicológicas e sociais do paciente.

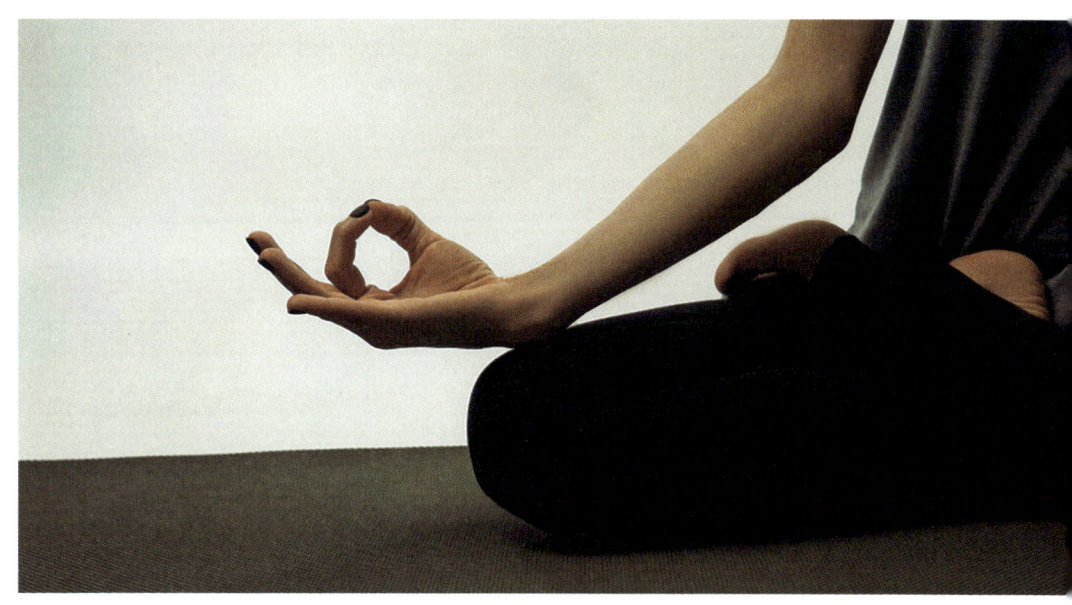

Meditação

É uma atividade utilizada por meio de técnicas para focar a mente em um objeto, um pensamento ou uma atividade em particular, visando alcançar um estado de clareza mental e emocional.

Aprofundaremos esse assunto mais adiante.

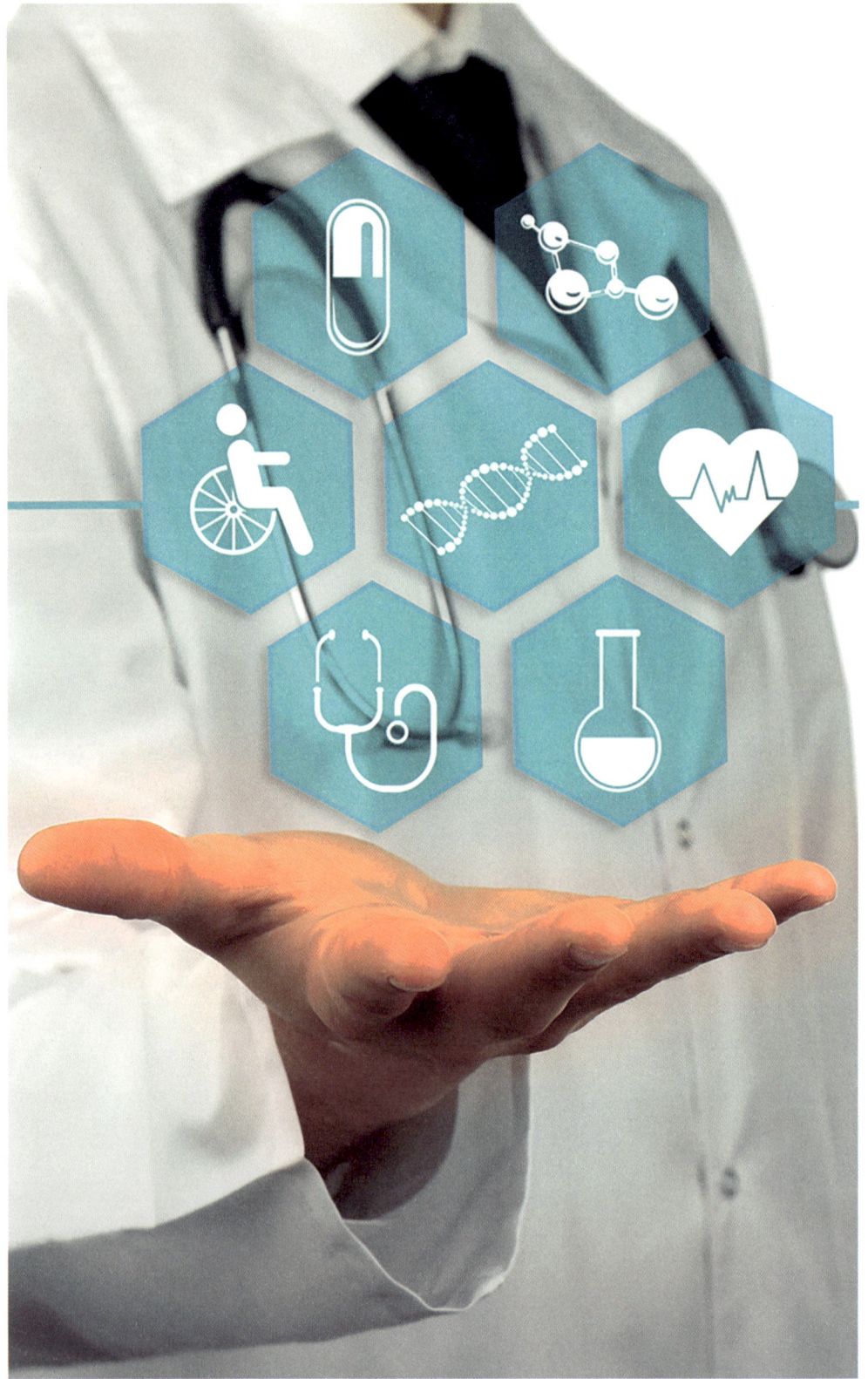

A caminho da evolução

Não podemos julgar a medicina que praticamos no Ocidente como falha, muito pelo contrário; evoluímos muito em termos de tecnologias, de descobertas, de entendimento do funcionamento do corpo e de como tratar as inúmeras doenças. O que quero dizer é que muitos continuam vendo o corpo pelos olhos de René Descartes, ou seja, como uma máquina. Isso limita a medicina ocidental, por não considerar que, como dizia Hipócrates, "o homem é uma parte integral do cosmo e só a natureza pode tratar seus males".

Contudo, esse conceito de Hipócrates tem sido descoberto pelo mundo ocidental. Temos uma medicina moderna, mas capenga, por não considerar outras opções. Em países como Canadá e França, por exemplo, 70% da população recorre a tratamentos não convencionais de cura. Esses métodos são bem diferentes uns dos outros, inclusive nos resultados. Porém, há algo mais ou menos em comum entre quase todos: eles enxergam o corpo como Hipócrates enxergava – não somos máquinas, somos organismos vivos, cheios de partes interdependentes.

Isso nos mostra que estamos engatinhando no entendimento e na aplicação de um modelo de medicina que não seja mais o cartesiano puro, no qual se olha o paciente como uma máquina defeituosa e se faz uma prescrição de produtos químicos ou procedimentos cirúrgicos invasivos para o conserto dela.

É necessário entender que a saúde engloba todas as dimensões do ser humano e que só é possível uma cura completa se todos os pilares estiverem integrados: corpo, mente e espiritualidade, sabendo que nesse tripé está o equilíbrio. Não há como tratar e equilibrar um corpo doente se não nos atentarmos para os outros aspectos da saúde, como a mente e a espiritualidade. Faço questão de que meus clientes estejam muito bem informados sobre a importância do equilíbrio desses três pilares.

Outra questão a ser considerada é a relação entre médico e paciente, que deve ser mais próxima e afetuosa, já que todo o tratamento é baseado na individualidade do cliente. É vital levar em consideração aspectos como sua personalidade e/ou sua forma de se relacionar com o mundo.

Aliás, eu diria que hoje essa relação com o mundo é fundamental na aplicação de uma terapia. Veja: os brasileiros vivem atualmente 30,5 anos a mais do que viviam em 1940. Naquela época, a expectativa de vida era de 45,5 anos; no entanto, segundo a última estimativa de vida feita pelo Instituto Brasileiro de Geografia e Estatística (IBGE), com base em dados de 2017, a expectativa de vida deu um salto para 76 anos.

Entretanto, vale lembrar que viver mais não quer dizer viver com saúde.

As novas tecnologias, as drogas mais potentes e o aprimoramento das técnicas cirúrgicas e anestésicas fazem com que o indivíduo prolongue seu tempo de vida, porém é necessária a adoção de um estilo de vida que proporcione longevidade com saúde, evitando, dessa forma, que o passar dos anos venha acompanhado de doenças, perda de autonomia e de qualidade de vida.

A medicina cartesiana permite às pessoas viverem mais, principalmente às custas de medicamentos mais eficazes e tratamentos mais assertivos. Ótimo. Mas existe um lado ruim que precisamos reconhecer e modificar.

Por exemplo, as famílias brasileiras gastaram com medicamentos, em 2015, de acordo com a pesquisa Conta-Satélite de Saúde, do IBGE, R$ 307,054 bilhões de reais, o equivalente a 1,5% do Produto Interno Bruto (PIB). E o governo, outros R$ 231,448 bilhões, 0,2% do PIB. Ou seja, gastamos, naquele ano, quase 2% de tudo o que o país produziu na compra de medicamentos, criando um círculo vicioso: vivemos mais porque tomamos mais remédios, e tomamos mais remédios porque vivemos mais.

É a famosa "síndrome de Tostines". Não sei se você se lembra, mas só a título de curiosidade, já que citei. "Tostines" é a marca de um biscoito da Nestlé, que ficou famosa na década de 1980 por causa de uma propaganda idealizada pelo publicitário Enio Mainardi, que perguntava: "Tostines é fresquinho porque vende mais ou vende mais porque é fresquinho?".

A fórmula para desatar esse nó não está em receitar inúmeros medicamentos, nem em desenvolver remédios melhores para combater os mesmos males, mas mudar nossa visão de medicina e, com isso, nosso estilo de vida, assumindo hábitos e atitudes cotidianas que tragam ganhos em saúde física, mental e espiritual, a fim de prolongar os anos sem adoecer, com vitalidade para aproveitar o melhor que a vida tem a oferecer.

E como alcançar longevidade com saúde?

Existe uma série de ações que devemos adotar, e é sobre isso que vamos conversar a partir de agora.

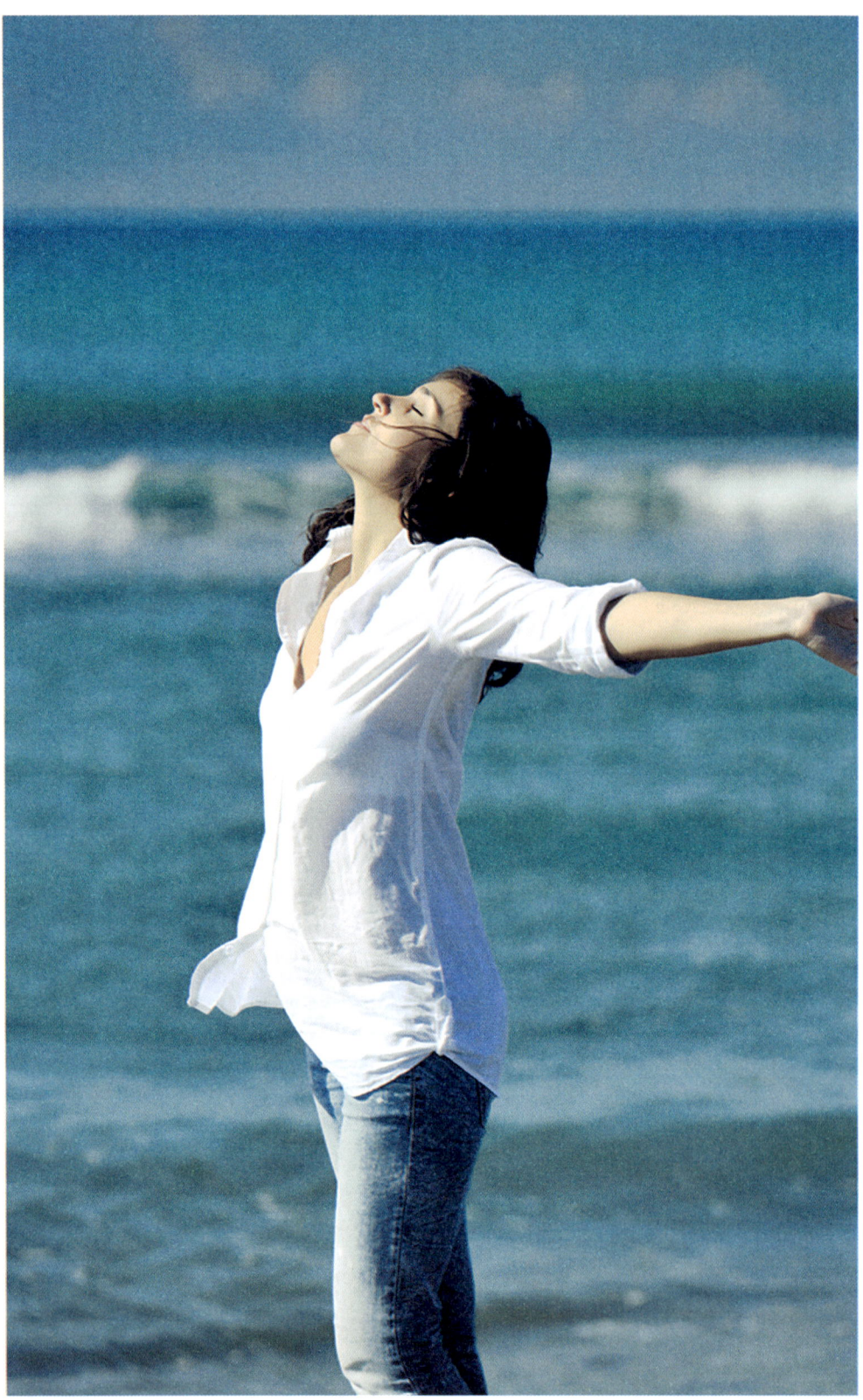

Em busca de uma vida mais saudável

A saúde é o nosso bem mais precioso. Infelizmente, muitas pessoas só percebem isso quando a perdem. E, como diz meu querido mestre Dr. Ítalo Rachid, no seu mais recente livro *Medicina do futuro no presente*: "Esperar adoecer para depois buscar tratamento não é mais aceitável, nem um caminho inteligente para a manutenção da saúde. É o mesmo que esperar o ônibus passar, para só depois fazer o sinal para que ele pare".

O autoconhecimento é fundamental. Compreendendo o funcionamento do nosso corpo, somos capazes de assegurar nosso bem-estar, pois não existe um limite preciso entre a saúde e a doença.

Os mesmos fatores que nos permitem viver (alimento, água, ar, clima, habitação, trabalho, tecnologia, relações familiares e sociais) podem ser os que estão nos adoecendo.

Temos de atuar fortemente na prevenção, em vez de esperar pelo surgimento de sinais, sintomas e/ou doenças. Em contrapartida, nós, os médicos, precisamos estar preparados para intervir na vida de nossos clientes muito antes de os problemas se manifestarem.

A ideia é a de que, desde muito jovens, todos se conscientizem da importância da manutenção de sua saúde. Os cuidados com o corpo incluem:

- Alimentação de qualidade;
- Tratamento da disbiose intestinal;
- Diminuição da carga tóxica;
- Detoxificação;
- Exercícios físicos regulares;
- Remodelação hormonal;
- Inibição da inflamação crônica subclínica;
- Mapeamento genético;
- Suplementação nutracêutica funcional;
- Gerenciamento do estresse.

Todos esses cuidados, de forma integrada, vão lhe proporcionar longevidade com muita saúde e qualidade de vida.

Pois bem, se você ainda não pratica ou não conhece esse modelo de medicina que visa à prevenção das doenças, continue a leitura. Ao fim deste livro, tenho certeza de que em você será despertado um imenso desejo de mudanças. Comece o quanto antes a se cuidar, pois dinheiro nenhum recupera ou compra o tempo perdido.

Para iniciar sua mudança, é fundamental que você se alimente adequadamente. Não se trata necessariamente da quantidade, como muitas pessoas ainda acreditam, mas sim da qualidade dos seus alimentos.

Vamos lá!

Que seu alimento seja o seu remédio:
alimentos funcionais

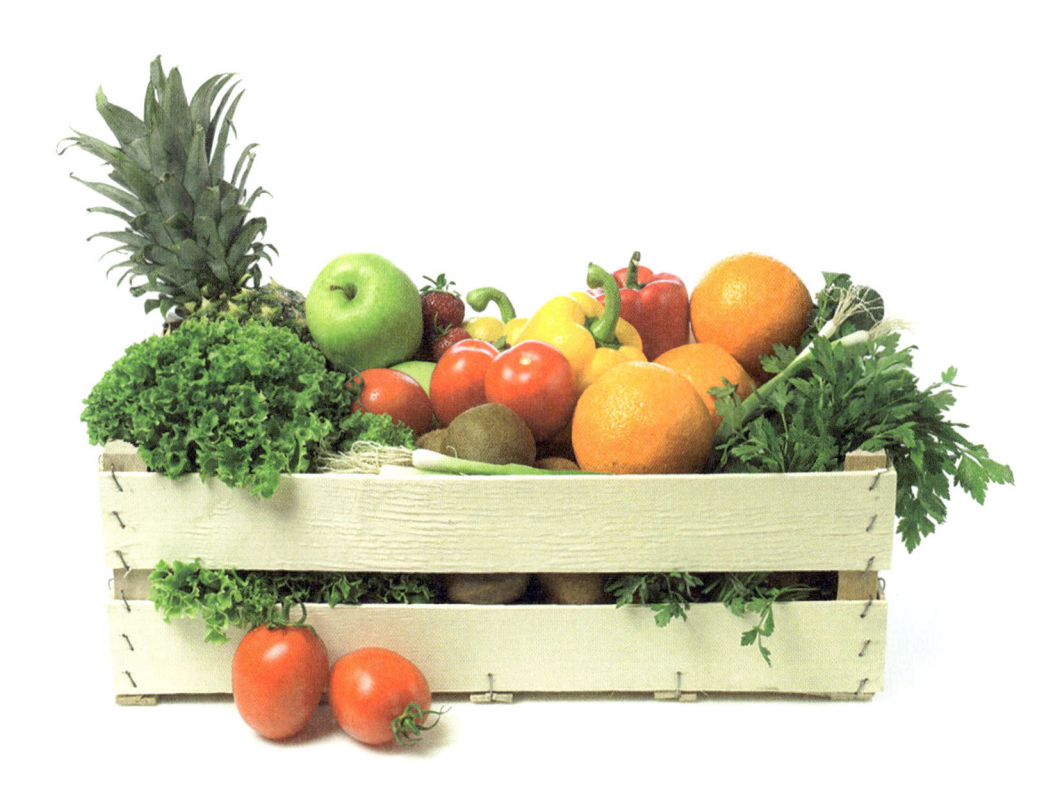

Hoje não resta a menor dúvida de que, na gênese da maioria das doenças crônicas não transmissíveis, o fator determinante é o que você põe no prato.

O nosso maior desafio é quebrar o preconceito de que alimentação saudável é coisa de "natureba", pessoa alternativa ou radical, que comida de dieta é ruim e sem graça! Isso é uma crença, um paradigma que precisa ser mudado com urgência.

Muitos podem ter tido alguma experiência negativa com algum profissional da saúde, que, não tendo o entendimento que estou passando neste livro, pode ter falado ou feito algo que o "traumatizou" de alguma forma. Por exemplo: se uma pessoa que está acima do peso deseja mudar seu estilo de vida e iniciar uma alimentação mais saudável e emagrecer com saúde, procurará um profissional para auxiliá-la, correto? No entanto, no momento da sua consulta, esse profissional diz a ela:

— Olha, você está acima do peso porque come demais. Você está mentindo quando fala que come pouco. E a partir de hoje você nunca mais vai poder comer nenhum doce na vida!

Essa pessoa certamente sairá dessa clínica e nunca mais voltará. E com razão!

Pasme, esse exemplo é real. Recentemente uma cliente minha, muito querida, disse-me que, antes de me conhecer, ouviu isso de uma médica e saiu aos prantos da consulta, a qual, a meu ver, não foi uma consulta, e sim um massacre psicológico.

Não é justo o profissional jogar o problema na sua mão e não dar uma solução.

Vamos mudar a abordagem: "Fulana, a obesidade é multifatorial, não é falta de vergonha na cara ou desleixo... Nossa nutricionista lhe dará opções de doces alternativos tão gostosos quanto os que você come, sem prejudicar a sua saúde. Você certamente ficará feliz, e eu também!".

A boca foi feita para comer?

Para que servem os alimentos?

Há um vídeo no YouTube de um garotinho muito bem-humorado, que cita esta frase: "Boca foi feita pra comer, comida foi feita pra comer".

No entanto, os alimentos não servem apenas para matar a fome.

Nos últimos anos, os estudos científicos verificaram que os alimentos não se limitam a serem fontes de energia; alguns deles contêm substâncias com distintas funções biológicas, chamadas de compostos bioativos, com várias ações benéficas.

São ações dos compostos bioativos:
- Atividade antioxidante;
- Modulação das enzimas de detoxificação;
- Estimulação do sistema imune;
- Redução da agregação plaquetária;
- Modulação do metabolismo hormonal;
- Redução da pressão sanguínea;
- Atividade antibacteriana e antiviral.

Os compostos bioativos dão funcionalidade aos alimentos.

Conceito de alimentos funcionais

Os alimentos funcionais fisiológicos podem ser definidos como aqueles que desempenham funções que vão além das funções nutricionais conhecidas, por conterem substâncias que atuam no organismo, modulando funções bioquímicas e/ou fisiológicas, as quais resultam em maior proteção à saúde. Para que os efeitos funcionais fisiológicos sejam sentidos, as substâncias funcionais devem estar presentes nos alimentos em concentrações adequadas.

Existe uma relação entre o consumo de alimentos funcionais e a diminuição da incidência de doenças, inclusive crônico-degenerativas:

- Câncer;
- Diabetes;
- Hipertensão;
- Mal de Alzheimer;
- Doenças ósseas;
- Doenças cardiovasculares.

Dentre os compostos bioativos, temos os fitoquímicos.

Fitoquímicos

Os fitoquímicos são substâncias produzidas naturalmente pelas plantas para protegê-las contra vírus, bactérias e fungos. Quando ingerimos tais alimentos, os mesmos fitoquímicos têm o potencial de modificar nosso metabolismo de maneira favorável.

Cada tipo de fruta ou legume pode conter centenas de fitoquímicos; uma laranja contém mais de 170 fitoquímicos diferentes.

Existem quatro categorias mais conhecidas dos fitoquímicos.

Primeira categoria

É composta pelos terpenos e esteroides, que incluem:
- Carotenoides, como alfa e betacaroteno;
- Licopeno;
- Luteína;
- Zeaxantina;
- Capsaicina;
- Capsantina;
- Monoterpenos: limoneno;
- Esteroides, como o campesterol, o estigmasterol e o betasitosterol.

A capsaicina é o composto ativo da pimenta-vermelha, que possui as seguintes características:
- Termogênica;
- Anticarcinogênica;
- Anti-inflamatória;
- Antigenotóxica;
- Antimutagênica;
- Diminuição da produção de grelina (hormônio que estimula a fome) se consumida alguns minutos antes da refeição.

Segunda categoria

Agrupa os compostos fenólicos:
- Flavonoides: antocianinas ou antoxantoninas, dentre as quais se destacam as flavanonas, flavonóis, flavonoides e isoflavonas;
- Ácidos fenólicos: elágico, gálico;
- Taninos;
- Estilbenos: resveratrol;
- Cumarinas;
- Lignanos;
- Antisséptico.
- Resveratrol:
  - Anticancerígeno;
  - Antioxidante;
  - Melhora o bem-estar geral.

Terceira categoria

Inclui o grupo dos glucosinolatos, isotiocianatos e indóis:
- Sulforafano;
- 2-fenetil isotiocianato;
- Isotiocianato de benzila;
- Indol-3-carbinol:
  - Agente quimiopreventivo do câncer de mama;
  - Estimula as enzimas desintoxicantes no intestino e no fígado;
  - Previne infecções virais.

Alimentos-fontes: brócolis, couve-de-bruxelas, repolho, couve-flor, couve-rábano.

Quarta categoria

É formada pelo grupo de outros compostos de enxofre:
- Alicina;
- Dialilo.

Outras substâncias que proporcionam funcionalidade:

- Ácidos graxos poli-insaturados;
- Fibras vegetais e dietéticas;
- Probióticos e prebióticos.

Os ácidos graxos poli-insaturados são, por exemplo, compostos bioativos de origem animal. Mais adiante você saberá mais sobre eles.

O ponto fundamental é saber identificar, quando vai ao mercado, o que é saudável. O ideal é descascar mais e desembalar menos.

Desenvolver "inteligência alimentar" é fundamental para que se possa adquirir saúde plena. São muitos mitos e paradigmas a serem quebrados em relação ao que é realmente saudável. Essa é uma das mais árduas missões que exerço na medicina, por isso escrevo livros como este.

Alguns alimentos funcionais para você acrescentar na sua lista de compras

AVEIA

O grão de aveia tem sabor suave e agradável e é rico em beta-glucano, fibra dietética solúvel conhecida por reduzir o colesterol e a resposta glicêmica pós-prandial. Portanto, o uso da aveia em determinados alimentos ajuda a reduzir o risco de doenças cardiovasculares e diabetes tipo 2. A fibra é facilmente fermentável e contribui para a saúde intestinal. Além disso, o grão de aveia é rico em antioxidantes.

Quem deseja emagrecer pode e deve consumir aveia. O índice glicêmico desse alimento é relativamente baixo, o que significa que a fonte de carboidrato presente é absorvida aos poucos no sangue, nivelando a quantidade de açúcar, sem provocar picos do hormônio insulina. Por isso pode ser consumida inclusive pelos diabéticos.

Além disso, é rica em cálcio, selênio, ferro, magnésio, fósforo, cobre, proteínas e vitaminas (especialmente as dos grupos B e E).

Importante: aveia tem ou não tem glúten? De fato, ela não contém glúten, mas pode apresentar traços dessa proteína. Pode sofrer contaminação cruzada pelo fato de, no Brasil, ela ser quase sempre armazenada, processada e transportada junto com o trigo. Por isso, prefira aveia sem glúten, para ter certeza de que está consumindo um produto sem esse tipo de contaminação.

Seus benefícios estão nos seguintes aspectos:
- Digestivo: facilita a digestão e o funcionamento intestinal;
- Colesterol: diminui a absorção de colesterol total e LDL, mantendo-o em níveis adequados;
- Imunidade: contribui para melhorar o bom funcionamento do organismo, reforça o sistema imunológico e combate infecções;
- Diabetes: controla a quantidade de açúcar no sangue;
- Cardiovascular: controla a pressão arterial;
- Cérebro: acalma os nervos e melhora a concentração e o esgotamento mental, além de ser eficaz no combate à fadiga, depressão, ansiedade e insônia;
- Pele: suaviza-a e acalma dermatites;
- Antioxidante: melhora a função do organismo e auxilia no combate ao reumatismo e a dores ciáticas.

CHOCOLATE AMARGO

Feito a partir da semente da árvore de cacau, é uma das melhores fontes de antioxidantes no planeta. Estudos mostram que o chocolate amargo (não a porcaria açucarada) pode melhorar a saúde e diminuir o risco de doenças cardíacas.

Uma barra de 100 gramas de chocolate com 70-85% de cacau contém:

- 11 gramas de fibras;
- 67% da ingestão diária recomendada (IDR) para ferro;
- 58% da IDR para magnésio;
- 89% da IDR para cobre;
- 98% da IDR para o manganês.

Também possui abundância de potássio, fósforo, zinco e selênio e é rico em vitaminas e minerais, como magnésio, ferro, cobre, flavonoides, epicatequina e ácido gálico.

Seus benefícios estão nos seguintes aspectos:
- Anticancerígeno: previne alguns tipos de câncer;
- Cardiovascular: é eficaz na proteção do coração e combate à hipertensão moderada;
- Diabetes: ajuda a controlar o açúcar no sangue e reduz o risco de diabetes tipo 2;
- Emagrecimento: reduz o apetite;
- Antioxidante: combate os radicais livres e o envelhecimento;
- Sangue: faz uma vasodilatação sanguínea e previne arteriosclerose e anemia;
- Cérebro: melhora a função cognitiva, além de reduzir riscos de derrames e melhorar o humor, dando sensação de bem-estar;
- Dentes: fortalece o esmalte dentário;
- Digestão: reduz problemas gastrintestinais;
- Diurético: combate a retenção de líquidos no organismo.

CHÁ VERDE

É um tipo de chá feito a partir da infusão da planta *Camellia sinensis*, muito usado pelos orientais como remédio há milhares de anos. Devido aos inúmeros benefícios à saúde, foi ganhando adeptos no mundo todo. A origem do seu nome vem das folhas que sofrem pouca oxidação durante o processamento.

O chá verde é um poderoso alimento funcional, possuidor de uma enorme quantidade de compostos bioativos, dentre eles as catequinas, que são os seus polifenóis biologicamente ativos. Suas propriedades antioxidantes são mais elevadas do que as dos produtos sintéticos. Além disso, possui propriedades anti-inflamatórias e auxilia na imunidade, que ajuda no tratamento de diversas doenças, como as cardiovasculares, o diabetes e o câncer.

Ademais, as catequinas se classificam em quatro tipos principais: epicatequina (EC), epigalocatequina (EGC), galato de epicatequina (ECG) e galato de epigalocatequina (EGCG). Este último é o representante mais ativo, encontrado em maiores quantidades. Daí vem o sucesso do chá verde, pois o ECGC tem a característica de aumentar o metabolismo e, consequentemente, favorecer o emagrecimento. Além disso, é rico em manganês, potássio, ácido fólico, vitamina C, vitamina K, vitamina B1 e vitamina B2.

Seus benefícios estão nos seguintes aspectos:
- Antioxidante: protege as células do organismo e retarda o envelhecimento celular;
- Colesterol: combate o colesterol;
- Cardiovascular: previne doenças do coração;

• Anticancerígeno: ajuda a prevenir vários tipos de câncer;
• Emagrecimento: acelera o metabolismo, fazendo com que o organismo gaste mais energia e queime mais gordura;
• Digestão: facilita a digestão e ajuda a regular o intestino;
• Diurético: combate a retenção de líquidos no organismo;
• Cérebro: ajuda a aumentar a concentração mental e protege a morte das células cerebrais;
• Pele: ajuda no rejuvenescimento da pele, na hidratação e no combate ao envelhecimento celular;
• Diabetes: ajuda a regular os níveis de glicose;
• Garganta: destrói bactérias e vírus que causam infecções na garganta;
• Bactericida: é um ótimo agente bactericida e antiviral.

Atenção: deve ser consumido com moderação, pois seu excesso pode apresentar efeitos colaterais, como palpitações cardíacas, tontura, insônia e aumento da irritabilidade. Pessoas que têm problemas estomacais, como úlcera gástrica e gastrite, não devem tomar a bebida.

LENTILHA

É um grão da família das leguminosas, usada como alimento desde a Antiguidade. Sabe-se que o emagrecimento é produto do déficit calórico criado pela substituição de alimentos de alto teor calórico por alimentos de baixa caloria. As lentilhas podem fazer essa substituição brilhantemente! Um copo de lentilhas contém cerca de 230 calorias, com 1 g proveniente de gordura. Outro ponto importante é que 1 xícara de lentilhas tem 18 g de proteína, as quais ajudam a manter a massa magra, enquanto você perde gordura!

A lentilha é uma fonte barata e essencial de proteína, sendo o terceiro alimento com mais quantidade dessa substância, em peso, do que qualquer outro legume. As proteínas incluem os aminoácidos essenciais, isoleucina e lisina. A lentilha também contém fibras alimentares, ácido fólico, vitamina B1 e minerais.

Seus benefícios estão nos seguintes aspectos:
- Digestão: auxilia no funcionamento intestinal;
- Colesterol: controla o colesterol LDL;
- Diabetes: controla a glicemia (açúcar no sangue);
- Cardiovascular: protege o coração;
- Sangue: previne a anemia e melhora a circulação sanguínea e a oxigenação dos tecidos;
- Emagrecimento: promove a saciedade.

CHIA

As sementes de chia estão entre os alimentos mais saudáveis do planeta. Eles contêm bons nutrientes que podem trazer benefícios importantes para o seu corpo e cérebro. Trata-se de uma pequena semente, que pode ser consumida em forma de grãos, farinha ou óleo, e suas folhas são usadas como infusões. Fonte rica de ômega-3, minerais, aminoácidos, antioxidantes e fibras, previne contra certas doenças.

Seus benefícios estão nos seguintes aspectos:
- Doenças cardiovasculares: estimula a produção de enzimas responsáveis pela degradação do colesterol (LDL) e de triglicerídeos;

- Diabetes: melhora a ação da insulina nas células;
- Perda de peso: regula o apetite pela ação das fibras; no estômago, a semente se transforma em gel, dando uma sensação de saciedade por mais tempo;
- Osteoporose: pelo alto teor de cálcio, magnésio, ferro e zinco, contribui para ossos e dentes saudáveis;
- Controle do apetite: por ser rica em fibras mucilaginosas, proporciona maior saciedade; melhora o funcionamento do intestino e do metabolismo; rica em fibras solúveis e insolúveis, auxilia o trânsito intestinal, evitando a constipação e limpando o organismo;
- Melhora o sono e o humor: sua alta concentração de ômega-3 auxilia no bem-estar do cérebro; prevenção de doenças, funcionando como um anti-inflamatório natural e podendo ajudar a combater depressão, artrite e câncer.

A semente da chia é considerada um alimento funcional por causa de suas características. É fonte rica de minerais, aminoácidos essenciais, ácido alfa-linolênico, ômega-3, cálcio, magnésio, manganês, fósforo, proteínas e antioxidantes. Apresenta ainda o flavonoide kaempferol e, em menor quantidade, os ácidos cafeico e clorogênico. Esses componentes dão à chia o poder de prevenir doenças cardiovasculares, diabetes e até tumores, além de auxiliar na perda de peso. Uma recomendação comum é a dosagem de 20 g (cerca de 1,5 colher de sopa) de sementes de chia, duas vezes por dia.

Cuide bem do seu "segundo cérebro"

– disbiose intestinal –

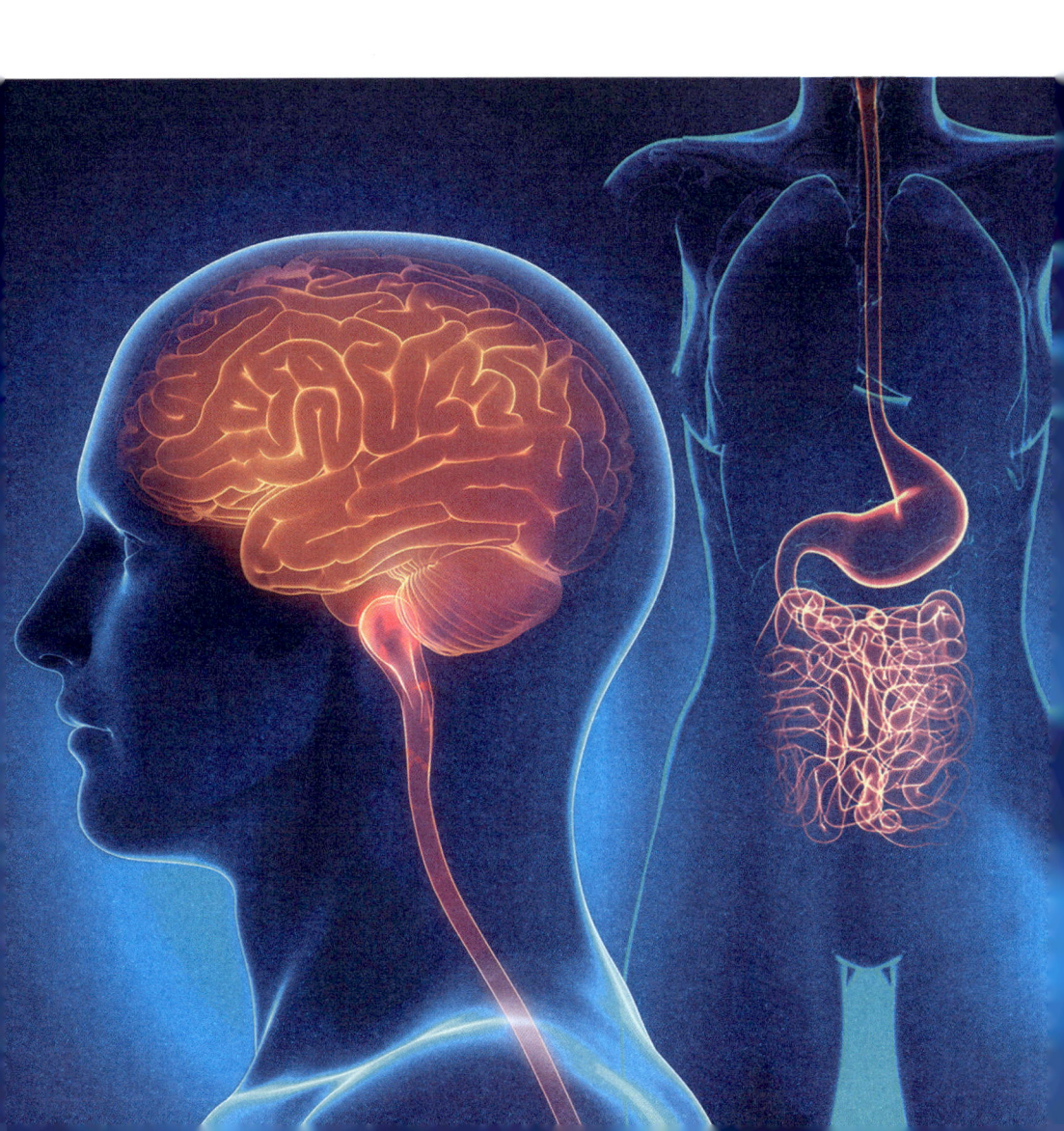

A simples ingestão dos alimentos não garante que os nutrientes essenciais estarão totalmente disponíveis para serem utilizados por nosso organismo. É necessário haver condições químicas, bioquímicas e fisiológicas adequadas para que o organismo processe o que você come de forma adequada e funcional.

Ou seja, se faltar ou sobrar um nutriente essencial, isso poderá afetar a disponibilidade, a absorção, o metabolismo ou as necessidades dietéticas de outros órgãos, porque todos funcionam de forma integrada. Além disso, é importante que o que não for utilizado, junto com as substâncias tóxicas que possam ter sido ingeridas, seja excretado. Esse tema merece atenção!

Quando o sistema digestório trabalha perfeitamente, o alimento entra, passa por um processo de retirada de nutrientes, e o que não interessa ao organismo é eliminado. Se uma das etapas não funcionar satisfatoriamente, o corpo apresentará carências nutricionais e funcionais.

Outro problema comum é a disbiose intestinal: desequilíbrio da microbiota intestinal provocado por bactérias ruins ou estranhas ao organismo, que pode reduzir a capacidade de absorção dos nutrientes, causando carência de vitaminas, entre outros malefícios que abordarei a seguir.

Esse é um assunto complexo; no entanto, seu entendimento é fundamental para que você compreenda como algumas doenças podem ser causadas e/ou agravadas pela má saúde intestinal.

A microbiota intestinal

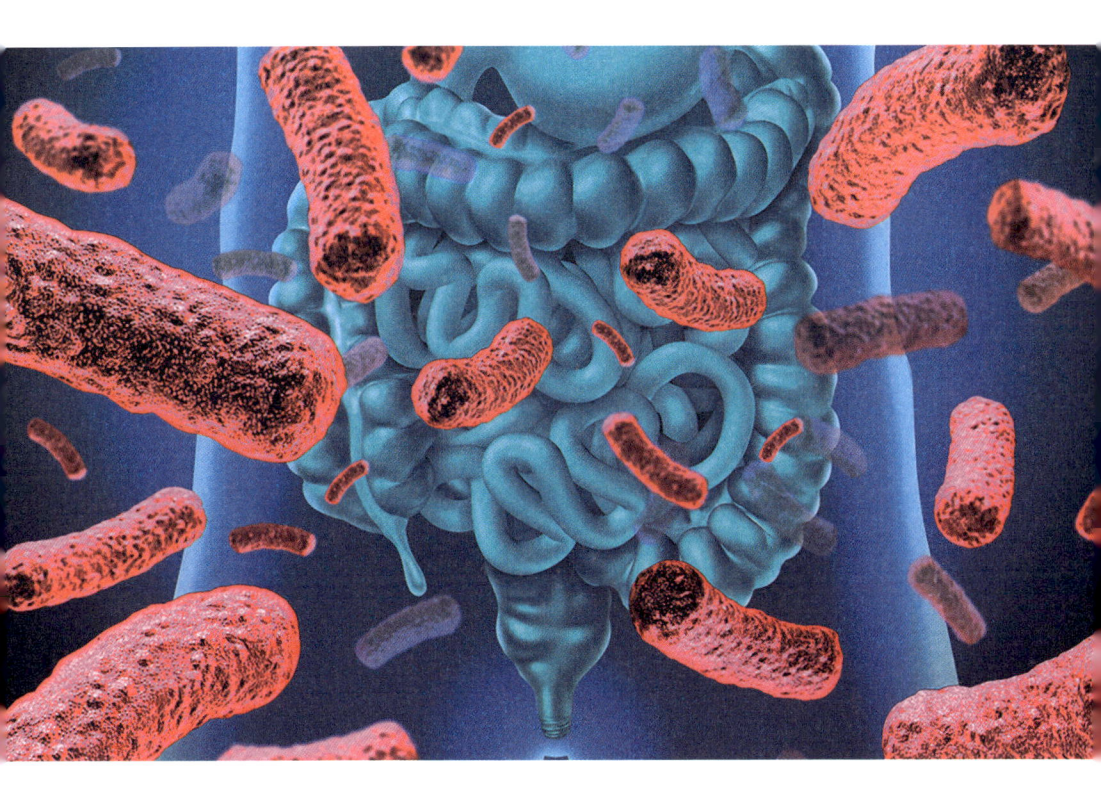

Para facilitar o entendimento, vou falar um pouco sobre a microbiota intestinal. No passado era conhecida simplesmente como flora ou fauna intestinal, mas, com o avanço das pesquisas, foi-se descobrindo que esse conjunto de microrganismos que habitam o nosso intestino é muito mais amplo. Trata-se de um ecossistema, onde microrganismos de diferentes espécies participam de ciclos vitais inter-relacionados ou independentes, em um ambiente de grande biodiversidade.

Mesmo com o grande número de espécies, a prevalência dos gêneros é bastante restrita. Existem os bacteroides, *Bifidobacterium*, *Eubacterium*, *Clostridium*, *Peptococcus*, *Peptostreptococcus* e *Ruminococcus*. E, ainda, os locais específicos, onde essas bactérias aderem à mucosa do intestino, o que é determinante para a sua colonização. Essas espécies podem ser de dois tipos: as benéficas, como os lactobacilos e as bifidobactérias; as prejudiciais, como as do gênero *Enterobacteriaceae* e *Clostridium* spp.

O que pode ser novidade para alguns é que o intestino também é responsável por nossa imunidade. A regulação imunofisiológica no intestino depende do estabelecimento da microbiota ativa. Para fortalecer seu sistema imunológico, é fundamental que sua microbiota esteja sadia. Quando ela está saudável, forma-se uma barreira contra os microrganismos invasores, aumentando os mecanismos de defesa. Além disso, previne o desenvolvimento das bactérias causadoras de doenças (patogênicas).

As bactérias boas são nossas aliadas invisíveis. Elas ajudam a digerir os alimentos e produzir ácidos graxos de cadeia curta (AGCC) e proteína, que são parcialmente absorvidos e utilizados pelo organismo. Além disso, têm importantes funções metabólicas e nutricionais, como a hidrólise de ésteres de colesterol, de andrógenos, estrógenos e sais biliares, bem como a utilização de carboidratos, proteínas e lipídios.

Em nosso intestino, essas bactérias são responsáveis por dar continuidade à digestão de alimentos que não foram digeridos totalmente no estômago. É nesse processo que se dá a absorção das vitaminas K, B12, tiamina e riboflavina, por exemplo.

Outro benefício é o auxílio na fermentação de carboidratos que foram mal absorvidos ou resistiram à digestão, ajudando a converter as fibras da dieta em AGCC (butirato, propionato, acetato e lactato) e gases. O ácido butírico ou butirato, o alimento preferido dessas colônias de bactérias boas, é produzido a partir da fermentação das bactérias intestinais sobre as fibras solúveis.

Vale ressaltar que a microbiota é formada por mais de cem bilhões de microrganismos, nem todos benéficos para nosso corpo. As agressões crônicas à função intestinal podem afetar o equilíbrio entre as bactérias boas e as ruins, permitindo que as bactérias ruins aumentem, potencializando o risco de doenças. Os maus-tratos ao intestino incluem o excesso de bebidas alcoólicas e o uso indiscriminado de antibióticos, que matam tanto as bactérias úteis como as nocivas, de anti-inflamatórios hormonais e não hormonais e de laxantes de forma excessiva. Além disso, estão da mesma forma incluídos nesses maus-tratos ao intestino o consumo desmedido de alimentos processados e a excessiva exposição a toxinas ambientais. Ademais, doenças como câncer e síndrome da imunodeficiência adquirida, as disfunções hepatopancreáticas, estresse, diverticulose, fatores como idade, tempo de trânsito e pH intestinal, a disponibilidade de material fermentável e o estado imunológico colaboram para o desequilíbrio entre as bactérias intestinais.

Por exemplo, algumas dessas bactérias podem colonizar o intestino delgado, causando problemas sérios, como nutrientes digeridos de forma errada e a combinação de toxinas com proteínas, formando peptídeos perigosos. Isso leva à aniquilação de vitaminas, fazendo com que as enzimas deixem de realizar suas funções por serem inativadas, levando à destruição da mucosa intestinal, o que provoca a redução da absorção dos nutrientes fundamentais para o organismo.

Isso é basicamente o que chamamos de disbiose. Esse é um problema intestinal que está na base da maioria das doenças e se caracteriza por uma disfunção que leva a alterações da microbiota intestinal, facilitando o predomínio das bactérias patogênicas sobre as bactérias benéficas.

Outro fator que pode provocar o desequilíbrio da microbiota intestinal é a má digestão. Isso porque nem sempre o estômago está ácido o suficiente para destruir as bactérias ruins, ingeridas junto com os alimentos. A baixa acidez estomacal é comum em pessoas mais velhas, diabéticos, que têm deficiência de produção de ácido clorídrico, entre outros. Por esse motivo chamo a atenção para o cuidado com o uso crônico dos "prazóis" da vida.

A disbiose é diagnosticada ao se observar que o paciente tem:
- História de constipação crônica, flatulência e distensão abdominal;
- Sintomas associados como fadiga, depressão ou mudanças de humor;
- Culturas bacterianas fecais;
- Exame clínico que revela abdome hipertimpânico e dor à palpação, particularmente do cólon descendente;
- Avaliação pela eletroacupuntura de Voll, na qual o índice de quebra nos pontos de medição do intestino grosso, intestino delgado, fígado, pâncreas e baço é importante nessa doença, proporcionando, principalmente nos pontos dos intestinos grosso e delgado, a possibilidade de diagnosticar o agente patológico do distúrbio.

Engana-se quem acredita que todos os nossos males são totalmente de nossa responsabilidade. A grande diversidade da microbiota se inicia ainda durante a gestação, na barriga da mãe, mas a maioria se adquire ao nascer e se forma até ficar completa entre os 18 e 24 meses de idade, geralmente se estabilizando após esse período. Além disso, pessoas que moram em regiões diferentes e têm outros hábitos de vida também têm uma microbiota diferente.

Isso mostra que os hábitos alimentares ao longo da vida têm impacto significativo sobre a composição e função do microbioma intestinal. Uma dieta rica em proteínas e gorduras animais, por exemplo, favorece o crescimento de bacteroides; em contrapartida, uma dieta vegetariana ou com alta concentração de monossacarídeos favorece a abundância de *Prevotella*. A alimentação vegetariana favorece mais a proliferação de bactérias boas.

O impacto dos alimentos sobre o nosso microbioma tem sido alvo de diversos estudos científicos, que investigam, entre outros assuntos, os efeitos metabólicos e sua relação com patologias como obesidade, diabetes e doenças cardiovasculares.

Tratamento da disbiose intestinal

Utilização de probióticos

Os probióticos são produtos à base de microrganismos vivos que, quando ingeridos nas quantidades certas, trazem benefícios à saúde. Consumir probióticos é uma alternativa saudável para contribuir com o equilíbrio da microbiota intestinal, pois ajudam a controlar a multiplicação dos microrganismos que podem ser prejudiciais à nossa saúde. Eles também agem diretamente nos mecanismos de defesa da mucosa do intestino e estimulam o sistema imunológico.

Probióticos como *Lactobacillus*, *Bifidobacterium* e *Lactococcus* são definidos como bactérias vivas ou leveduras que, uma vez administradas em quantidades adequadas, proporcionam efeitos benéficos, por exemplo na dor abdominal, no inchaço e na flatulência. E mais, podem beneficiar também os tratos gastrintestinal, respiratório, urinário, da pele e da vagina.

A ação dos probióticos contra patógenos consiste na produção de metabólitos antimicrobianos, mudanças nas condições ambientais e modulação da resposta imunológica do corpo. Isso provoca um aumento da barreira intestinal natural, estimula a secreção de IGA e a síntese de vitaminas, melhora o trânsito intestinal, alivia a intolerância à lactose, reduz o edema e promove regulação negativa da produção de citocinas inflamatórias.

Os probióticos podem ser administrados em pessoas saudáveis e doentes, tendo efeitos de natureza preventiva e curativa. Porém, apesar de ser uma forma de tratamento segura, pode haver casos de infecção oportunista em algumas pessoas. Isso reforça esta máxima: não se automedique! Procure um profissional capacitado para que ele faça a prescrição do probiótico ideal para o seu caso.

Suplementação de glutamina:

A glutamina (GLN), ou L-glutamina, é um aminoácido abundante no corpo, usado na produção dos tecidos e como fonte de energia das células do sistema imune. Também ajuda na potencialização dos efeitos dos probióticos no tratamento da disbiose intestinal.

A GLN tem papel fundamental no metabolismo e transporte de nutrientes e de integridade intestinal. Promove o transporte de amônia e nitrogênio entre os tecidos, mantém o equilíbrio acidobásico, além de contribuir para a absorção dos nutrientes e servir como fonte energética para as células do sistema imune, presentes no intestino, multiplicarem-se.

Isso significa que uma dieta enriquecida com GLN pode melhorar o desempenho dos enterócitos e reduzir os sintomas de doenças associadas à disbiose intestinal, como a síndrome do intestino irritável, doenças hepáticas e doença de Crohn.

Utilização de prebióticos:

Os prebióticos são substâncias indigeríveis para os seres humanos, alimentos ricos em bactérias saudáveis e essenciais para o funcionamento do trato gastrintestinal, que garantem melhor absorção dos nutrientes, o fortalecimento do sistema imunológico e a regulação do trânsito intestinal.

São principalmente fibras alimentares não digeríveis por nosso corpo, responsáveis por "alimentar" as bactérias saudáveis que habitam nosso trato gastrintestinal, o que favorece ainda mais o funcionamento desse sistema.

São fruto-oligossacarídeos (FOS), como a pectina, as ligninas e a inulina, presentes em alimentos como as cebolas, tomates, bananas, alho, cereais integrais como a cevada, aveia e trigo, casca dos cítricos, do maracujá e da maçã; e as ligninas nas cascas de frutas oleaginosas (linhaça, gergelim, amêndoas etc.) e leguminosas, como a soja e o feijão *azuki*; além da inulina, que pode ser encontrada principalmente na raiz da chicória, no alho, na cebola, no aspargo e na alcachofra.

A fermentação desse material possibilita mudanças na composição e na atividade da microbiota gastrintestinal, alterando ácidos graxos de cadeia curta, aumentando o peso fecal, reduzindo o pH do cólon luminal, diminuindo os produtos finais nitrogenados e as enzimas redutoras e modulando o sistema imune.

Pesquisas demonstram que os prebióticos no intestino são benéficos, pois promovem o aumento de bifidobactérias e lactobacilos ou inibem diversas cepas de bactérias patogênicas humanas e animais, como *Clostridium* sp. e *E. coli*.

A aplicação dos prebióticos tem sido estudada, também, na prevenção de câncer, uma vez que as frações de fermentação apresentam efeitos inibidores de crescimento e indutivos de morte celular (apoptose). Além disso, estudos atuais demonstraram interesse pelo efeito deles sob o metabolismo lipídico, adsorção mineral e efeito imunomodulador.

Transplante da microbiota fecal:

Intervenções graves, como por doenças e/ou pelo uso de antibióticos, podem levar à destruição da microbiota. Nesse caso, o transplante da microbiota fecal (TMF) pode ser a única solução.

O transplante das fezes de um doador saudável para outro paciente com alguma patologia, como, por exemplo, infecção por *Clostridium difficile*, é feito para restaurar a diversidade da microbiota intestinal. Essa prática tem demonstrado resultados bastante satisfatórios.

O transplante é feito misturando as fezes saudáveis, que podem ser frescas ou congeladas (as fezes congeladas a -80 °C são viáveis e cultiváveis cerca de seis a dez meses), com solução salina/glicerol estéril.

Cuidado com as toxinas: disruptores endócrinos

Além da questão dos alimentos escolhidos para colocar à disposição de nossa família, é preciso dar atenção à presença dos disruptores endócrinos.

Segundo a OMS, que adota a definição da Endocrine Society, disruptores endócrinos são "substâncias químicas exógenas [não naturais], ou a mistura de substâncias químicas que interferem com qualquer aspecto da ação hormonal".

Sabendo que os hormônios são substâncias químicas naturais produzidas nas células dentro das glândulas endócrinas localizadas em todo o corpo e que são fundamentais à vida, dá para se ter uma ideia da importância de evitar esses tais disruptores endócrinos.

A princípio, estamos falando de substâncias como cádmio, chumbo, manganês, mercúrio, que podem estar presentes em alguns alimentos, como resíduo, e são altamente prejudiciais à saúde. E como ocorre essa contaminação?

De várias formas. Por exemplo, se a terra onde o alimento (ou a água) foi cultivado tiver uma alta concentração de uma dessas (e muitas outras) substâncias, ou se na produção ou manipulação (industrialização) foi utilizado algum contaminante.

A OMS estima que 600 milhões de pessoas adoecem e 420 mil pessoas morrem anualmente no mundo decorrentes de contaminações alimentares, só na indústria alimentícia. E registra três tipos principais de contaminações que podem chegar à nossa mesa:

• **Contaminação biológica**: provocada por humanos, roedores e microrganismos que inclui contaminação bacteriana, viral ou parasitária, que pode ocorrer por meio de sangue, saliva ou fezes;

• **Contaminação física**: refere-se a alimentos que tenham sido contaminados por algum objeto ao longo do processo de produção ou por uma reação física com outros compostos;

• **Contaminação química**: ocorre em alimentos contaminados por algum tipo de substância ou reagente químico. Há também processos químicos que ocorrem naturalmente em alimentos, como toxinas em peixes, e, em alguns casos, não levam ao desenvolvimento de sintomas clínicos.

Um exemplo: na produção de tomates, o custo de produção é elevado, dada a alta incidência de pragas que afetam a lavoura desse produto, então os agricultores apelam para o uso abundante de agrotóxicos. Chegam a fazer pulverizações a cada três dias, desde o nascimento da planta até a colheita. Esse veneno fica impregnado na planta e no fruto, o qual vai para a sua mesa e para o seu organismo. Estou citando o exemplo do tomate, mas, em menor grau, alface, acelga, chicória, repolho, chuchu, batata, cenoura, mandioca e hortaliças em geral também recebem essa "proteção" contra pragas.

Aí você me pergunta: qual é o melhor caminho para evitar esses alimentos contaminados?

Bom, nesses anos todos de estudo, a conclusão a que chego é que devemos dar sempre preferência por alimentos orgânicos e de procedência conhecida, ou seja, devemos saber o que colocamos na mesa. Ademais, é essencial conhecer como os alimentos que iremos consumir, caso já estejam prontos, foram preparados, e, também, nos conscientizar dos benefícios ou malefícios de cada um deles.

Precisamos lembrar que a contaminação não acontece só lá fora, antes de você ter acesso, mas também dentro de sua casa. Por exemplo, evite armazenar alimentos em potes plásticos e nunca os aqueça em micro-ondas. Endocrinologistas e pesquisadores com o apoio da Sociedade Brasileira de Endocrinologia e Metabologia (SBEM) têm alertado sobre a liberação de compostos químicos que interferem no funcionamento do nosso organismo, a partir de embalagens plásticas (disruptores endócrinos).

Eles citam os diversos tipos existentes de bisfenóis, que são compostos químicos empregados na fabricação de plásticos, tintas e resinas, presentes em embalagens de alimentos, recipientes plásticos usados na cozinha, revestimentos internos de latas de alumínio etc.

Os especialistas avaliam que ingerimos, em média, até 10 mg de bisfenol A (ou BPA) por dia, liberados a partir de copos descartáveis, escovas de dente e outros produtos plásticos. Essa quantidade é contrária à recomendada pela Agência Nacional de Vigilância Sanitária (Anvisa), que considera uma dose de até 0,6 mg por quilo de alimento como não prejudicial à saúde. Segundo os pesquisadores, esse é um disruptor endócrino perigoso, que pode permanecer no corpo humano por um longo período, podendo provocar, com isso, um efeito acumulativo.

Como evitar ou reduzir a contaminação?

A orientação que posso dar é:

Prefira vidro para armazenar água e alimentos, evite comida enlatada, não embrulhe alimentos em filmes plásticos para esquentar no micro-ondas ou congelar. Alimentos aquecidos ou congelados em vasilhas plásticas liberam disruptores endócrinos.

Não use utensílios de plástico que estejam lascados, arranhados ou amassados, muito menos os lave com detergentes fortes ou os coloque na máquina de lavar louças.

Na linha dos enlatados, está também o alumínio, o qual, usado para fazer latas de estanho, contamina a comida armazenada em seu interior. Além disso, o BPA é encontrado na maioria das latas como forro, o que também pode contaminar a comida; este tem sido associado a problemas neurológicos e ao câncer, além de proibido em muitos países.

Ah! Aposto que você tem panelas de alumínio, não tem? E usa aquelas folhas de alumínio para assar alimentos? Evite usá-las a todo custo! O alumínio, quando aquecido, pode lixiviar, ou seja, derreter em partículas muito pequenas e, dessa forma, ser ingerido, acumulando-se em vários órgãos de nosso corpo, como o fígado.

As panelas de alumínio antiaderente são ainda piores, não só pela contaminação de alumínio para o alimento que está sendo preparado, como também pelo aquecimento. Essas panelas liberam perigosos produtos químicos voláteis que, quando inalados, vão para os pulmões, onde podem causar danos respiratórios.

Seguem alguns tipos de panelas e os riscos que elas podem trazer para você e sua família:

▶ **PANELA DE AÇO INOXIDÁVEL**: tem restrições na limpeza, pois pode liberar níquel no alimento e não serve para fritura, pois queima o alimento;

▶ **PANELA DE FERRO**: exige cuidados na conservação, pois pode enferrujar facilmente, e na limpeza também, pois a ferrugem pode se soltar;

▶ **PANELA ANTIADERENTE (TEFAL/TEFLON)**: usa componentes tóxicos que podem ser liberados se a panela for riscada, por exemplo, o que é muito fácil de acontecer. O certo é usar espátula de silicone ao manusear os alimentos. Além disso, não serve para o preparo de doces, como brigadeiro e caldas, ou cozimentos longos. O melhor é evitá-las;

▶ **PANELA DE COBRE**: tem restrições a sal e alimentos ácidos, como tomate, limão e vinagre, porque pode liberar cobre no alimento. Além disso, o óxido de cobre formado é tóxico (zinabre);

▶ **PANELA DE ALUMÍNIO OU FERRO ESMALTADO**: há o risco de o esmalte lascar, o que ocorre com facilidade e pode liberar elementos tóxicos, como o alumínio, chumbo e cádmio;

▶ **PANELA DE PEDRA-SABÃO OU DE BARRO**: demora mais para esquentar e deve ser aquecida em fogo baixo, para evitar rachadura pelo choque térmico. Além disso, é pesada, frágil e exige cuidados na lavagem para evitar a retenção de resíduos que estimulam a cultura de bactérias;

▶ **PANELA DE ALUMÍNIO REVESTIDO COM CERÂMICA**: deve-se ter cuidado na limpeza, para não danificar o revestimento de cerâmica; fora isso, é uma boa opção e não libera disruptores endócrinos;

▶ **PANELA DE CERÂMICA**: fácil de limpar, antiaderente, conserva bem o calor e não passa substâncias para os alimentos;

▶ **PANELA DE VIDRO**: é a mais segura e sem contraindicação, fácil de limpar, não pega gosto nem cheiro, não passa substâncias para os alimentos e permite guardar os alimentos, inclusive na geladeira;

▶ **PANELA DE TITÂNIO**: não passa substâncias para os alimentos e pode ser usada para guardar comida depois de pronta. Uma das melhores opções são as panelas de titânio. Um limitador é o alto valor a ser investido para adquiri-las.

Mas não é só com as panelas e embalagens de armazenamento que você deve se preocupar. Inúmeros outros vasilhames que utilizamos diariamente merecem atenção.

Os copos de café feitos de papel são revestidos em plástico, para evitar que o líquido infiltre na camada externa do papel. O que significa que você está colocando bebida extremamente quente em um filme plástico. De forma semelhante ocorre com as embalagens descartáveis para viagem, também revestidas de plástico.

Sobre as de alumínio, usadas em marmitas, nem é preciso falar, né?

Às vezes, a gente se preocupa em comprar alimentos saudáveis, orgânicos, de boa procedência e, em casa, acaba usando uma embalagem ou um utensílio que põe a perder todo o trabalho.

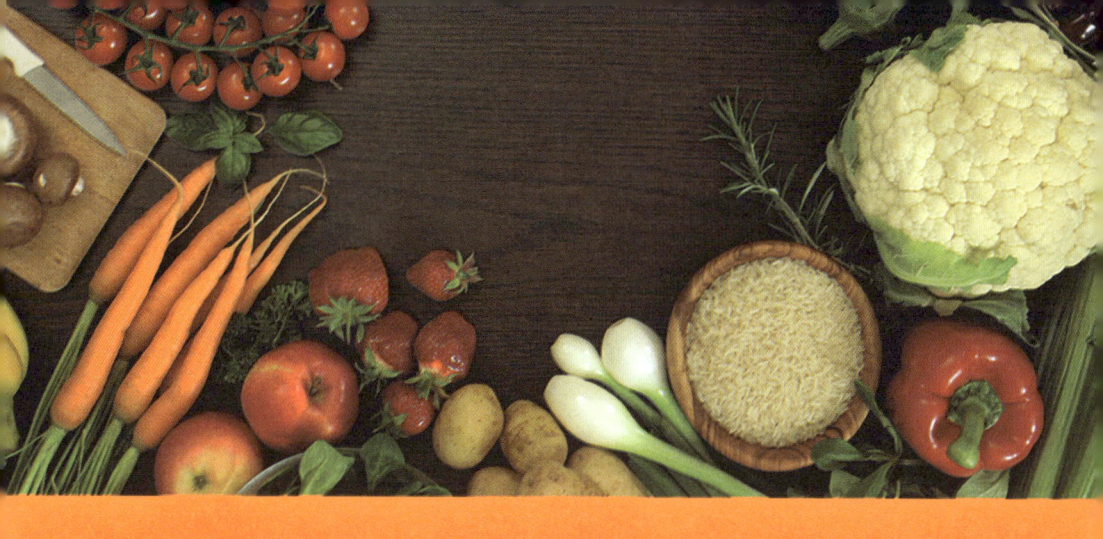

Outras dicas: cozinha saudável

1. Prefira sempre alimentos *in natura* e orgânicos, provenientes de solos ricos em minerais, livres de pesticidas e outros venenos.

2. Evite a utilização de embalagens e recipientes plásticos, pois eles são, na verdade, derivados do petróleo e possuem uma substância chamada bisfenol, extremamente nociva à nossa saúde.

3. Elimine as panelas e os utensílios de alumínio, pois este favorece a degeneração cerebral, tem relação com Alzheimer e outras doenças degenerativas. Opte por panelas de aço inox, vidro, ferro fundido ou cerâmica ecológica ou titânio.

4. Evite frigideiras de polímeros como o Teflon. Há estudos que relacionam o uso prolongado desse material ao câncer. Substitua-o por frigideiras de cerâmica ecológica, ferro, ou de titânio.

5. Evite utilizar o micro-ondas. Estudos sobre os efeitos das ondas nos alimentos ainda são muito inconclusivos. Logo, prefira aquecer seus pratos diretamente no fogão, no forno convencional ou em banho-maria.

6. Esqueça os adoçantes artificiais, principalmente aspartame, sucralose e sacarina. Estudos sugerem que o uso em excesso desses edulcorantes pode causar doenças degenerativas e câncer. Aprenda a adaptar o seu paladar ao sabor natural dos alimentos.

7. Consuma, rotineiramente, temperos e especiarias, como pimentas, gengibre, canela, cúrcuma e cardamomo. Todos eles auxiliam no processo digestivo, turbinam o metabolismo e possuem antioxidantes benéficos à nossa saúde.

8. Tenha muita atenção com a água que você bebe. Prefira águas de fontes naturais que tenham pH elevado, ou seja, acima de 7, portanto, alcalinas. Lembre-se de que elementos como o flúor e o cloro, presentes comumente na água que bebemos, prejudicam o funcionamento da glândula tireoide, o que afeta a produção de hormônios importantes. Faça a análise da água que você bebe em laboratório, se for preciso. Pode parecer exagero, mas lembre-se: 70% do nosso corpo é formado por H_2O.

9. Aprenda a ler os rótulos, tal como se faz com os medicamentos. Torne-se um vigilante da sua saúde. Existem armadilhas por trás dos rótulos e da legislação que os regula. O açúcar, por exemplo, tem diversas camuflagens diferentes, como frutose, glucose e dextrose. Alimentos chamados *light* são aqueles que têm apenas redução de algum ingrediente, o que não quer dizer que seja um alimento saudável. Fuja dos alimentos que tenham, entre seus ingredientes, corantes artificiais e conservantes sintéticos.

10. Alimente-se com prazer. Reúna a família e os amigos. Arrisque-se na cozinha, experimente, teste e recrie receitas. Cozinhar é uma atividade relaxante, combate o estresse e diminui a produção de cortisol, hormônio que, em excesso, tem relação com doenças cardiovasculares e com a dificuldade na perda de peso.

Diminuição da carga tóxica: importância da detoxificação

Falamos bastante de intoxicantes, agora vamos descrever os detoxificantes. Afinal, cuidar do corpo não significa dar atenção exclusiva à alimentação. É necessário garantir a homeostase.

Detoxificação é qualquer processo realizado por um organismo que busque a eliminação (ou redução da atividade) de substâncias (xenobióticas ou endógenas), seja em nível celular, seja em nível de todo o organismo. O principal objetivo da detoxificação é a biotransformação, transformando elementos e possibilitando que eles sejam eliminados do organismo.

A detoxificação ocorre em todas as células, mas principalmente nas do fígado e intestino. Antes de mais nada, é importante que você entenda o mecanismo por meio do qual o nosso organismo faz a detoxificação. Existem três fases:

Fase 1: biotransformação

- Principal sistema enzimático responsável por este processo: citocromo P450;
- As reações realizadas são de oxidação, hidrólise ou redução.

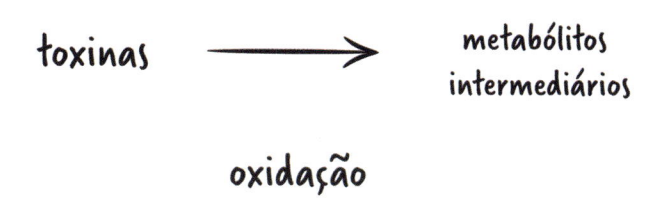

$$\text{toxinas} \xrightarrow{\text{oxidação}} \text{metabólitos intermediários}$$

Fase 2: conjugação

Duas etapas:
- Síntese da molécula que será transferida (doador);
- Ligação do doador (conjugação) ao xenobiótico.

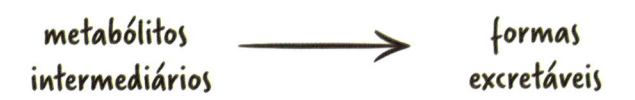

metabólitos intermediários ⟶ formas excretáveis

Reações de conjugação

Fase 3: eliminação

O sistema de transporte envia a substância (ex-toxina) até a circulação e então até o seu destino.

É na última fase, que o metabólito (ou aquilo que era toxina) será transportado para circulação, fora da célula e excretado. Ou seja, depois que lava tudo, o sistema tira o lixo. Exatamente como você faz quando faxina a sua casa.

Há evidências de que a nutrição possa influenciar de forma determinante o processo de detoxificação. Isso porque nutrientes que contêm cobre, zinco, vitaminas A, B1, B2 e ferro são essenciais para a sintetização do citocromo P450, uma hemeproteína.

Esses alimentos e seus fitoquímicos permitem a modulação de enzimas que atuam no processo de detoxificação; dessa forma, agem também na prevenção de doenças crônico-degenerativas.

A cor dos alimentos que consumimos diariamente tem tudo a ver com esse processo. Por exemplo:

• **Verde:** apresenta luteína, zeaxantina e clorofila, que protegem os olhos, desintoxicam o corpo, regulam a pressão e reforçam o sistema imunológico, o sistema circulatório e o músculo cardíaco. Fontes: brócolis, couve, repolho, mostarda, acelga, *kiwi*.

• **Azul e roxo:** a antocianina é o pigmento antioxidante responsável pela coloração preta, vermelha, púrpura e azulada de diversas frutas e vegetais. Previne contra doenças cardiovasculares, reduz o colesterol e previne contra o câncer. Fontes: berinjela, repolho roxo, amora, uva rosada.

• **Laranja e amarelo:** são ricos em betacaroteno, antioxidante que fortalece o sistema imunológico, e em vitamina A, que reduz os riscos das doenças do coração. Fontes: mamão, damasco, laranja, melão amarelo, abacaxi.

• **Branco:** apresenta alicina, que combate infecções e contribui para a redução do colesterol, triglicérides e pressão sanguínea. Fontes: cebola, alho, cebolinha, alho-poró.

• **Vermelho:** antioxidante que previne doenças do coração e diversos tipos de câncer, incluindo o de próstata; o licopeno é o pigmento responsável pela cor vermelha. Fontes: tomate, goiaba vermelha, melancia.

Por isso as dietas detox, receitadas por nutricionistas, utilizam sempre alimentos coloridos.

O suco verde ficou famoso por suas propriedades detoxificantes, geralmente pela presença dos chamados alimentos brássicos – fontes de glicosinolatos – responsáveis pelo sabor picante de alguns condimentos, verduras e legumes.

Veja mais alguns vegetais crucíferos (do gênero *Brassica*) que são importantes e devem ser consumidos diariamente para ajudar no processo de detoxificação do nosso organismo: couve, brócolis, rúcula, agrião, repolho, couve-flor, couve-de-bruxelas, acelga, rabanete, nabo, mostarda e raiz-forte (*wasabi*).

Um estudo da nutricionista Megan Ware (ela mora em Orlando, na Flórida, e ficou famosa por ser uma "agricultora urbana", que aproveita cada centímetro de seu pequeno quintal para cultivar bananas, limões, laranjas, couve etc.) demonstrou que uma dieta detox enriquecida com couve-de-bruxelas, por exemplo, consegue acelerar a fase II em apenas uma semana.

Muitas dessas dietas detox, por exemplo, ajudam o organismo a sintetizar o citocromo P450 e eliminar toxinas, mas é importante ter um plano alimentar individualizado, bem orientado, com alimentos orgânicos e comida feita em casa, sem aditivos químicos, por meio de utensílios adequados, promovendo, assim, o equilíbrio orgânico do organismo.

Agora, claro que não adianta nada tomar um suco verde no café da manhã e durante todo o dia ingerir comida industrializada, rica em aditivos químicos, usar utensílios plásticos na cozinha e panelas inadequadas, tomar água na garrafinha etc.

Sugestões práticas para impulsionar o sistema de detoxificação hepática

- Ingerir alimentos orgânicos;
- Beber água filtrada, de preferência alcalina;
- Aumentar o consumo de fibras (leguminosas, cereais integrais, frutas, oleaginosas e sementes);
- Manter o intestino saudável, para reduzir a produção de endotoxinas, e consumir uma xícara de brássicas diariamente;

- Ingerir vegetais verde-escuros;
- Criar o hábito de tomar chá verde pela manhã;
- Consumir suco de vegetais frescos (cenoura, gengibre, salsa etc.);
- Consumir alimentos com alta qualidade de substâncias sulfuradas (ovos, alho, cebola);
- Ingerir bioflavonoides das uvas, *berries* e frutas cítricas;
- Ingerir cúrcuma: potente antioxidante e anti-inflamatório;
- Consumir aipo, alecrim (carnosol – potente estimulador das enzimas de detoxificação);
- Suplementar vitaminas, minerais, ômega-3, aminoácidos (taurina e glicina) etc.

Atenção:

- A capacidade de detoxificação hepática é influenciada por fatores genéticos, pelo estado nutricional, sexo, idade, atividade física, carga tóxica recebida, uso de medicamentos e doenças, em especial as hepáticas;
- A deficiência de proteínas pode acarretar uma inibição do citocromo P450, que passa a não ativar as pró-toxinas de forma tão eficiente;
- O jejum, a deficiência de proteínas e o consumo de álcool interferem negativamente na fase II, principalmente reduzindo o nível de glutationa hepática.

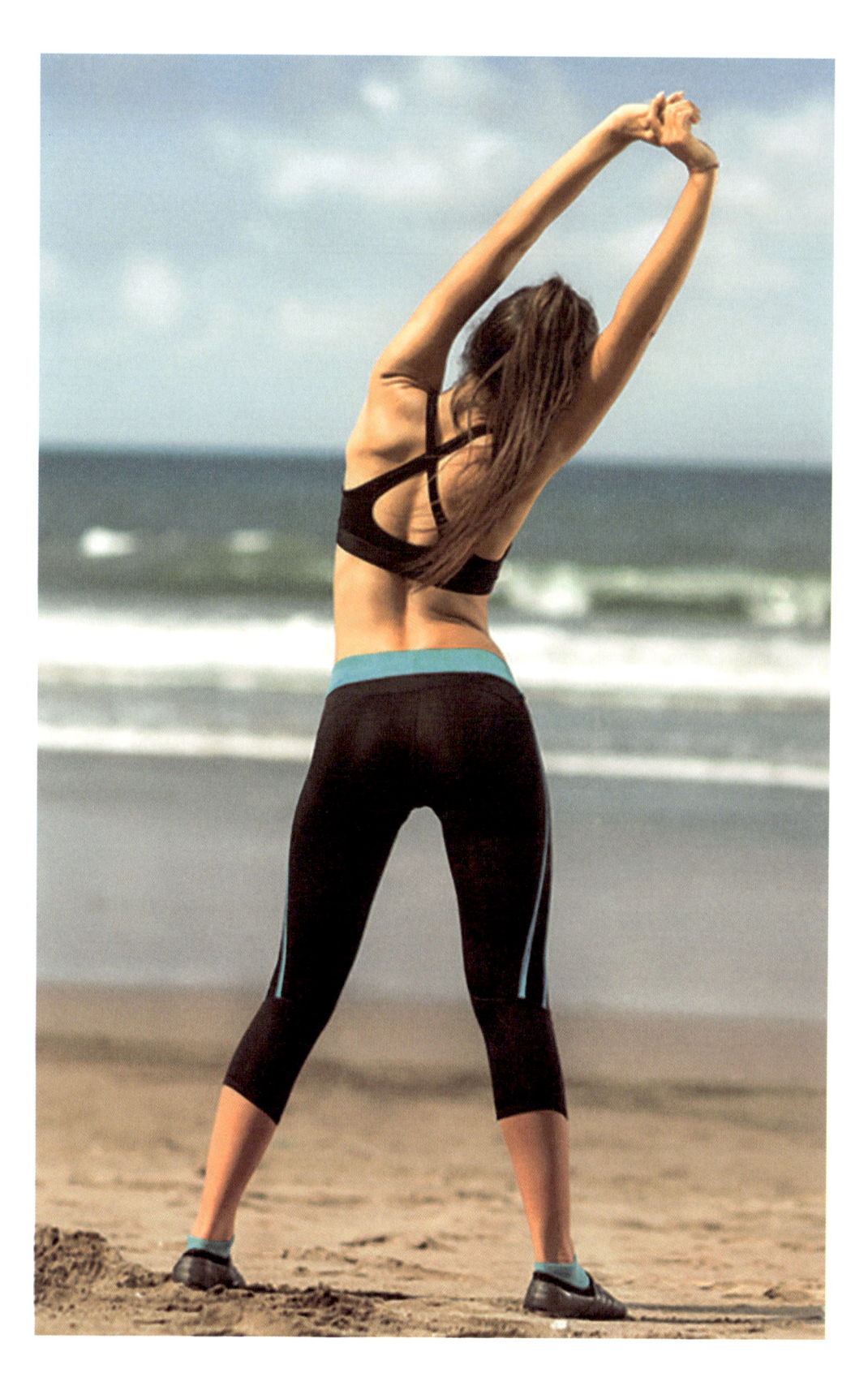

Mantenha seu corpo em movimento: atividades físicas

A lista de benefícios das atividades físicas para a saúde é enorme. Por exemplo, elas reduzem o risco de doenças cardíacas e acidente vascular cerebral; fortalecem o sistema imunológico, os ossos e as articulações; melhoram a qualidade do sono; reduzem a gordura corporal e aumentam a massa muscular; melhoram o bem-estar e a autoestima; contribuem para manter a composição corporal ideal; dão força, equilíbrio e flexibilidade ao corpo; aumentam a resistência física; ajudam a regular a pressão arterial e o nível de glicose no sangue, o que reduz o risco de diabetes etc.

Em qualquer idade, o sedentarismo é um problema para a preservação da saúde. Um estudo australiano publicado no Journal of the American Heart Association afirma que o hábito de assistir ao menos a uma hora de televisão por dia pode aumentar em até 18% as chances de um ataque cardíaco. No Brasil, esse hábito é bastante comum.

Uma pesquisa realizada pelo Ministério do Esporte, antes da Copa do Mundo de Futebol de 2018, apontou que 45,9% dos brasileiros são sedentários. Apenas 28,5% da população praticam alguma atividade física e 25,6% praticam esportes regularmente. E as mulheres são mais sedentárias que os homens. Entre o sexo masculino, 41,2% não pratica esportes, e entre o feminino, o número cresce para 50,4%.

O número de sedentários também aumenta com a idade. Entre a faixa etária de 15 a 19 anos, apenas 32,7% não praticam atividades físicas. Já entre o grupo de 65 a 74 anos, o índice chega a 64,4%.

A maioria dos sedentários reconheceu que a prática de esportes faz bem para a saúde, mas alegou não ter tempo para fazer exercícios, e muitos daqueles que se exercitavam na juventude pararam em algum momento, por diversos motivos.

Evite a sarcopenia

Essa é uma situação com a qual você deve se preocupar!

Sarcopenia é um termo de origem grega que significa "perda da carne" e diz respeito à perda generalizada e progressiva da força e massa muscular esquelética que acelera o envelhecimento. Logo, com o envelhecimento, a fragilidade do corpo acentua-se, o que leva à perda de autonomia, quedas, fraturas, dependência etc.

A sarcopenia já atinge cerca de 15% dos brasileiros a partir dos 60 anos de idade e chega a 46% após os 80 anos. Segundo a OMS, esse é, hoje, um dos grandes problemas mundiais de saúde pública, que afeta 50 milhões de pessoas, com a perspectiva de atingir mais de 200 milhões nos próximos anos, devido ao envelhecimento da população e ao crescimento do sedentarismo.

Mas não é só a inatividade física que causa a sarcopenia. Posso citar fatores como desnutrição, queda na produção hormonal, aumento dos mediadores inflamatórios, efeito catabólico de algumas doenças etc. Isso quer dizer que esse é um problema que não deve preocupar apenas quem é sedentário, nem quem leva uma vida desregrada em termos nutricionais, ou quem já tem uma idade avançada, e sim todos nós.

Mesmo em pessoas saudáveis, a diminuição da massa magra geralmente começa pelos 30 anos de idade, com perdas em torno de 1% a 2% ao ano. Se você não fizer nada e levar uma vida sedentária, aos 80 anos vai ter bem menos da massa muscular que tinha na juventude. E como evitar ou atenuar o problema?

Claro que seguir uma dieta equilibrada, com alimentos ricos em proteínas (recomendo sempre que isso seja feito com orientação de um profissional), vai ajudar, mas a atividade física é fundamental. Dentre as várias atividades existentes, sugiro as de resistência; por exemplo, a musculação como atividade física indispensável à saúde.

Por que optar pela musculação?

A musculação, equivocadamente para a maioria das pessoas, está relacionada à estética corporal, porém os benefícios vão muito além de deixar o corpo sarado. A prática da musculação por ao menos 30 minutos, durante cinco dos sete dias da semana, ou em três dias com sessões mais pesadas de 20 a 60 minutos, já pode ser suficiente para obter mais saúde.

Além de prevenir a sarcopenia, deixa o coração mais forte, protege ossos e articulações, regula o metabolismo, fortalece a musculatura que sustenta a coluna, melhora a postura, diminui as dores nas costas e ajuda no emagrecimento. E como a musculação pode auxiliar no emagrecimento?

É necessário aumentar o gasto calórico para o emagrecimento, e só existem três formas de gastar calorias:
- Utilização do metabolismo basal;
- Digestão dos alimentos;
- Contração dos músculos.

O treinamento resistido, por agir significativamente no ganho de massa muscular, contribui com o aumento do metabolismo basal, potencializando o emagrecimento. Estudos estimam que o aumento de 1 a 3 kg de massa muscular pode levar, isoladamente, à perda de 1 a 2 kg de gordura por ano em função desse aumento.

A resposta metabólica pós-treino, devido aos microtraumas, levará à maior necessidade de energia para o processo de restauração por até 72 horas (aumento de 5-9% na taxa metabólica basal).

O efeito crônico, com o ganho de massa muscular, leva à necessidade de mais energia para sua manutenção (1 kg = 20 kcal/dia); consequentemente, você emagrecerá.

Segundo o American College of Sports Medicine, entidade com mais de 50 mil profissionais certificados em mais de 90 países ao redor do mundo, a musculação, quando praticada de forma regular, intensa e acompanhada de alimentação saudável, acelera o metabolismo e diminui a gordura corporal, combate problemas emocionais, porque libera endorfina, o hormônio responsável pela sensação de bem-estar, o que alivia o estresse, diminui os sintomas de ansiedade e, até mesmo, combate a depressão.

Além disso, essa atividade aumenta a densidade óssea (claro que, nesse caso, é preciso que a musculação seja acompanhada de uma alimentação saudável, equilibrada e composta de alimentos ricos em cálcio, vitamina D etc.); diminui o risco de diabetes, porque o organismo passa a utilizar glicose circulante como fonte de energia, e o açúcar que se encontra em excesso no sangue passa a ser armazenado na forma de glicogênio, o qual é utilizado em outros processos metabólicos.

Resumindo: se você praticar musculação, tenha a idade que tiver (pesquisas feitas por universidades mostram que os exercícios com peso bem orientados trazem benefícios em todas as idades, de adolescentes a pessoas com mais de 90 anos), você vai ficar mais bonito, porque os músculos dão forma ao corpo; vai ficar mais forte, seu coração vai ser mais saudável, seu corpo tornar-se-á mais flexível, seus ossos mais resistentes, e você ainda terá uma postura melhor e com a autoestima lá em cima.

Se você faz parte do time que passa muito tempo com o corpo inativo, saiba que vencer essa barreira não é uma tarefa fácil, por isso darei algumas dicas para iniciar essa nova jornada. Mas lembre-se: uma avaliação médica é fundamental, antes de tudo. Consulte um médico para realizar um *check-up*, avaliando as suas condições clínicas.

Respeite seu ritmo

É muito importante começar com calma, com exercícios orientados por um profissional de educação física. Pessoas que não têm o hábito e estão iniciando podem provocar lesões no corpo, devido à prática inadequada dos exercícios.

Para conseguir sair da inércia, mude primeiramente a sua mente e, assim, mude o seu corpo. Lembre-se de como foi aprender a dirigir. O começo é difícil, mas com o tempo o cérebro automatiza a atividade e tudo fica mais fácil.

Nada de sair por aí fazendo grandes peripécias, como maratonas, ou passar horas e horas na academia. Inicialmente escolha um exercício que lhe dê prazer, que o(a) faça se sentir motivado(a). Assim ficará mais fácil mudar sua rotina, até criar um hábito.

Procure, por exemplo, adotar 30 minutos de atividades físicas por dia. Algumas tarefas simples e rápidas podem ajudar no início.

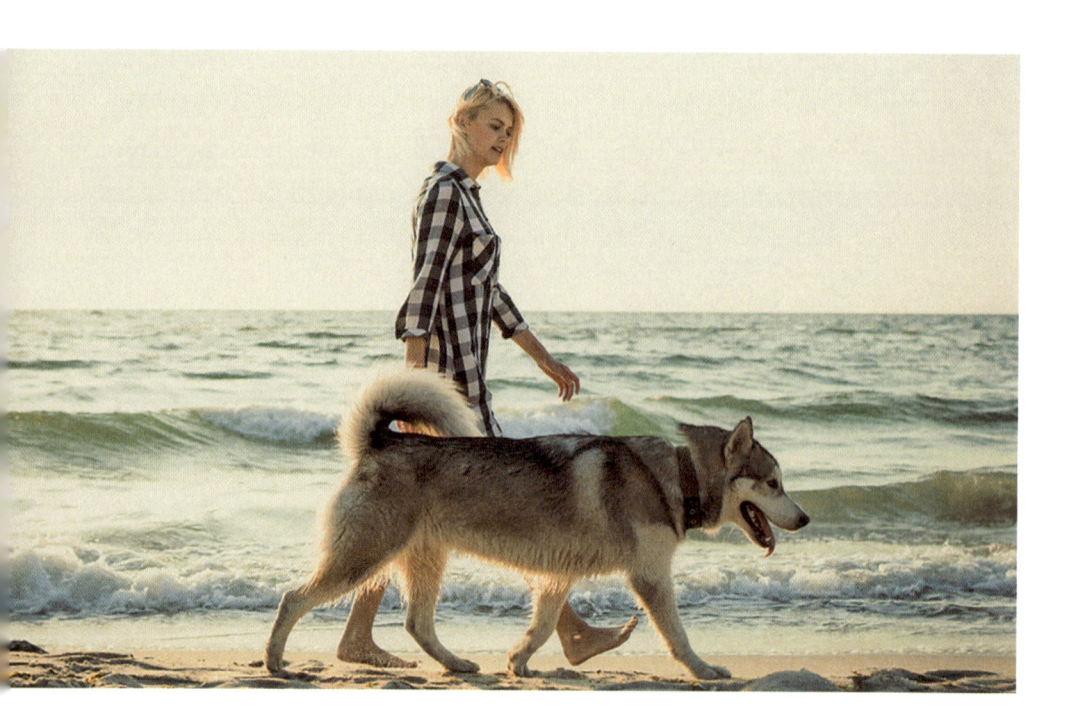

Confira algumas dicas para iniciantes:

- Opte por caminhadas em trajetos curtos;
- Use escadas de degraus, em vez de elevadores e escadas rolantes;
- Leve o cachorro para passear;
- Lave o carro;
- Ande de bicicleta;

- Limpe a casa, cuide do jardim ou cultive uma horta;
- Ande sempre em ritmo acelerado, mesmo que uma caminhada curta, dentro de casa;
- Faça exercícios de alongamento;
- Faça natação;
- Dance.

Outra boa dica é procurar a companhia de outras pessoas para realizar qualquer exercício, o que deixa a atividade mais prazerosa e diminui o risco de desistência. Por exemplo, se você sai para uma caminhada conversando com outra pessoa, nem sente o trajeto. Bem diferente de estar sozinho, olhando para os lados, para trás, pensando: "Será que já andei o suficiente?".

E o mais importante: entenda que é necessário exercitar o corpo de forma regular, pois isso possibilita conquistar uma vida mais saudável. Então, não adianta caminhar vez ou outra; tem de haver regularidade.

Um estudo divulgado pela The Harvard Gazette indicou que incluir na rotina uma caminhada rápida de 75 minutos por semana gera um ganho de 1,8 ano na expectativa de vida de pessoas com mais de 40 anos, além de reduzir em 19% o risco de mortalidade. Realizada ao longo de dez anos, a pesquisa acompanhou 650 mil indivíduos de diferentes perfis físicos e hábitos de vida. Para aqueles que dedicaram de 150 a 229 minutos semanais a caminhadas rápidas, houve um aumento de 3,4 anos em sua expectativa de vida, quando em comparação aos que não fizeram nenhuma atividade.

Nunca esqueça que o corpo humano precisa de movimento, então mude sua rotina e o seu modo de viver.

Para isso:

- Crie metas: pense, anote e planeje exercícios de acordo com sua rotina;
- Mude seus hábitos: durma bem, acorde cedo e procure ter uma alimentação saudável;
- Levante-se: ficar muito tempo sentado no carro, na frente do computador, da TV ou do celular, levam a uma vida sedentária. Se você trabalha muito tempo sentado(a), a dica é levantar-se para beber água e, se tiver tempo, fazer um alongamento rápido, pelo menos dez minutos a cada duas horas;
- Pratique exercícios: escolha exercícios de que você gosta para uma prática regular e crescente;
- Varie os exercícios: essa é outra forma de potencializar o treinamento para criar estímulos ao corpo.

Não espere, não adie, não procrastine essas tarefas. Todo dia é um excelente dia para começar uma vida mais ativa e saudável. No começo pode parecer um sacrifício, mas pode apostar que, no fim do esforço, o saldo será positivo. Já está comprovado que o exercício melhora o humor, proporciona bem-estar e previne uma série de doenças. Só por isso movimentar o corpo já vale a pena.

Longevidade e remodelação hormonal

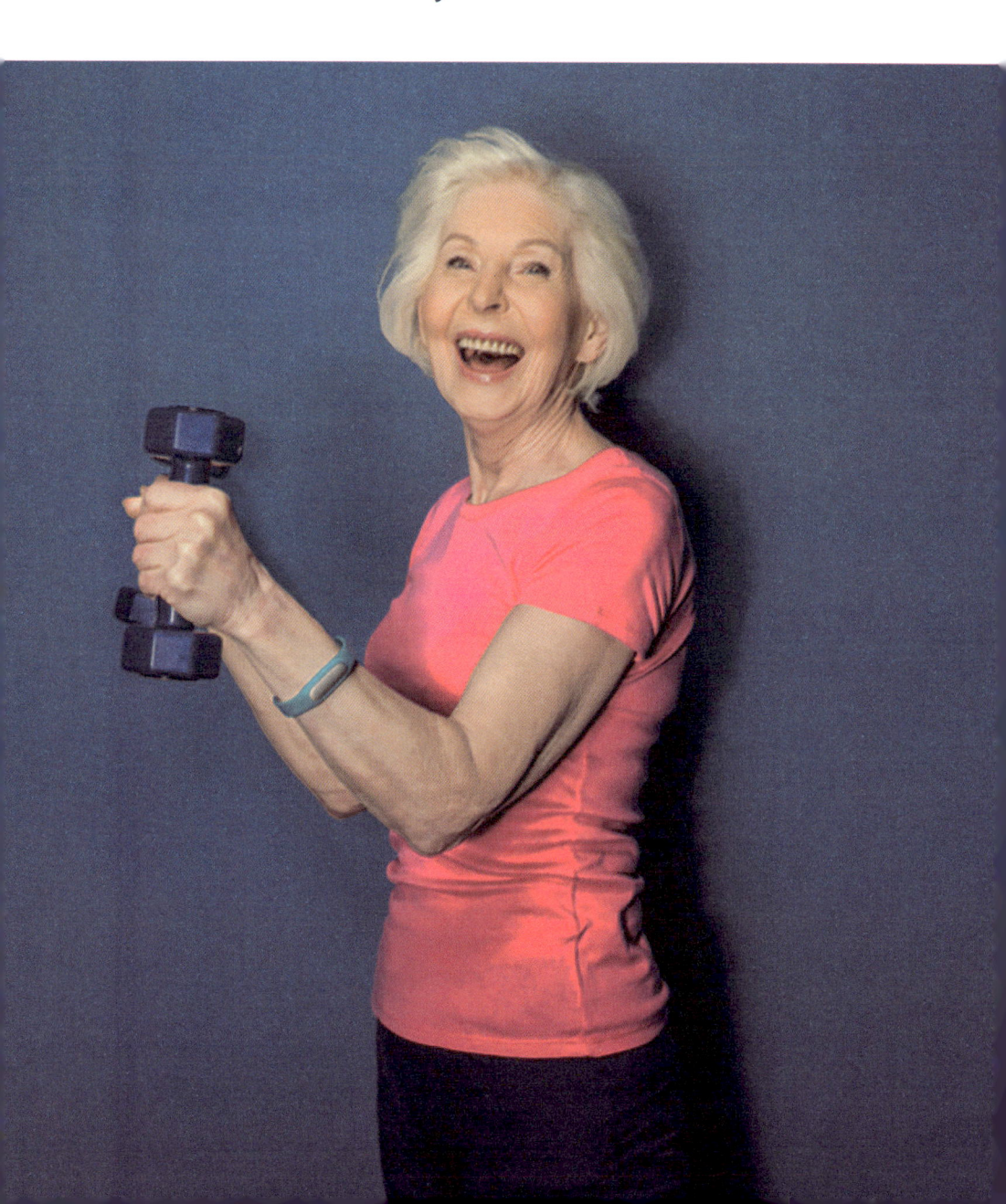

Os hormônios são substâncias químicas, em nível molecular, produzidas pelas glândulas (sistema endócrino), que dizem ao nosso corpo como respirar, crescer, beber e comer. Essas substâncias atuam em um determinado local, que podem ser células específicas ou um órgão. Ao atingir o local de ação, o hormônio provoca a ativação ou o bloqueio do órgão-alvo, controlando seu funcionamento. Os hormônios são responsáveis por quase todo o funcionamento do corpo e garantem o equilíbrio interno.

A produção hormonal começa já no útero da mãe e se estende por toda a vida. O problema é que, a partir dos 25 anos, alguns níveis hormonais começam a decair. E isso vai se acentuar depois dos 40 anos, com as chamadas "pausas hormonais".

Cerca de 50 hormônios que nosso corpo produz são idênticos no homem e na mulher e têm as mesmas funções reguladoras e restauradoras, mas vão cair em média 1% ao ano, já a partir dos 25 anos. O que muda, do homem para a mulher, são as "dosagens" desses hormônios.

Por exemplo, a testosterona é considerada um hormônio masculino, mas o corpo feminino também a produz. É verdade que, nela, a produção é cerca de 30 vezes menor, porém é tão importante para a mulher quanto para o homem.

Na mulher, níveis séricos baixos de testosterona podem causar fraqueza muscular, fadiga, distúrbios do sono, desejo sexual reduzido, diminuição da satisfação sexual, ganho de peso, infertilidade, ciclos menstruais irregulares, a famosa "secura vaginal", além da perda de densidade óssea e, consequentemente, osteoporose. E ainda: depressão, ansiedade, estresse crônico, doença da tireoide etc.

Se a mulher, por algum motivo, apresenta níveis suprafisiológicos de testosterona (como no uso de drogas esteroides anabolizantes), pode ter aumento de pelos pelo corpo todo, inclusive no rosto e no peito; ausência de menstruação ou menstruação irregular; pele oleosa e aumento da acne; abortos espontâneos; queda de cabelo semelhante à calvície dos homens; mudança na voz, tornando-se mais grave; diminuição da mama; aumento do clitóris; alterações da ovulação, o que pode também resultar em infertilidade.

No corpo masculino, a deficiência desse hormônio pode provocar falta de energia; diminuição na capacidade cognitiva e de raciocínio; problemas do coração (órgão com maior quantidade de receptores para testosterona); redução da constituição óssea, podendo chegar à osteoporose; diminuição da massa muscular; obesidade; problemas relacionados à sexualidade, como menor desejo sexual, disfunção erétil e até infertilidade. Então você pode deduzir que o uso de testosterona em excesso pode ser benéfico ao homem; contudo, não é bem assim.

Veja, se a testosterona baixa provoca uma diminuição do desejo sexual, o excesso pode atrofiar os testículos, causar infertilidade e impotência. Além disso, pode causar alterações de humor, impulsividade e agressividade; aumentar a quantidade de pelos pelo corpo (menos nos braços e nas pernas); pressão alta; colesterol alto; distúrbios do sono; queda de cabelo, próstata aumentada; doença hepática.

Além de tudo isso, dados da American Association for the Advancement of Science mostram que altos níveis de testosterona em homens (suprafisiológicos) podem aumentar o risco de desenvolvimento de aterosclerose e problemas cardíacos. E isso, veja bem, estou falando apenas de um hormônio: a testosterona.

Se nosso corpo produz cerca de 50 hormônios diferentes, imagine as variações e o que as deficiências deles fazem com a gente. Um grande equívoco é achar que o envelhecimento causa as quedas hormonais, quando na verdade o que se dá é o inverso: as quedas hormonais causam o envelhecimento.

À medida que passam os anos, vamos perdendo a capacidade de produzir nossos hormônios. Em média perdemos 1% da capacidade de produção hormonal por ano, mas a velocidade com que isso vai acontecer depende do nosso estilo de vida.

O Dr. Ítalo Rachid nos dá uma explicação de fácil compreensão. Ele compara a produção hormonal a uma conta bancária:

> "Até mais ou menos os 20 anos de idade, a produção vai lá em cima e a gente fica rico. A conta está alta, a gente cresce, a pele é sedosa, temos resistência física, imunidade alta etc. A partir dos 20, até mais ou menos uns 30 anos, nós entramos numa fase de equilíbrio: gastamos na mesma proporção em que depositamos, e atingimos o apogeu da nossa performance física, mental e metabólica. Dos 30 anos em diante, e também em função de algumas variáveis, como toxicidade (se você fuma, por exemplo), estresse, qualidade do sono e muitos outros fatores, passamos a sacar mais do que depositar, e o resultado são os processos degenerativos, as chamadas doenças do envelhecimento."

A remodelação hormonal, para homens e mulheres, é defendida por muitos médicos da nova geração, que tratam das causas e não dos efeitos, como uma forma de compensar a produção cada vez menor dos hormônios que controlam ações destrutivas no corpo, que chamamos de catabolismo, devolvendo a níveis ótimos os hormônios que comandam as ações de construção e reparo do corpo, que chamamos de anabolismo.

Na imagem a seguir, fica menos complicado entender como funciona o sistema endócrino responsável pela produção dos hormônios. Eles são secretados pelas glândulas e caem na corrente sanguínea, onde vão percorrer todo o corpo até encontrar as células-alvo, aquelas nas quais vão agir – como se fossem chaves que abrem fechaduras específicas. Quando se acoplam nessas células, iniciam-se suas funções de inibir ou estimular funções metabólicas.

Sistema endócrino do corpo humano

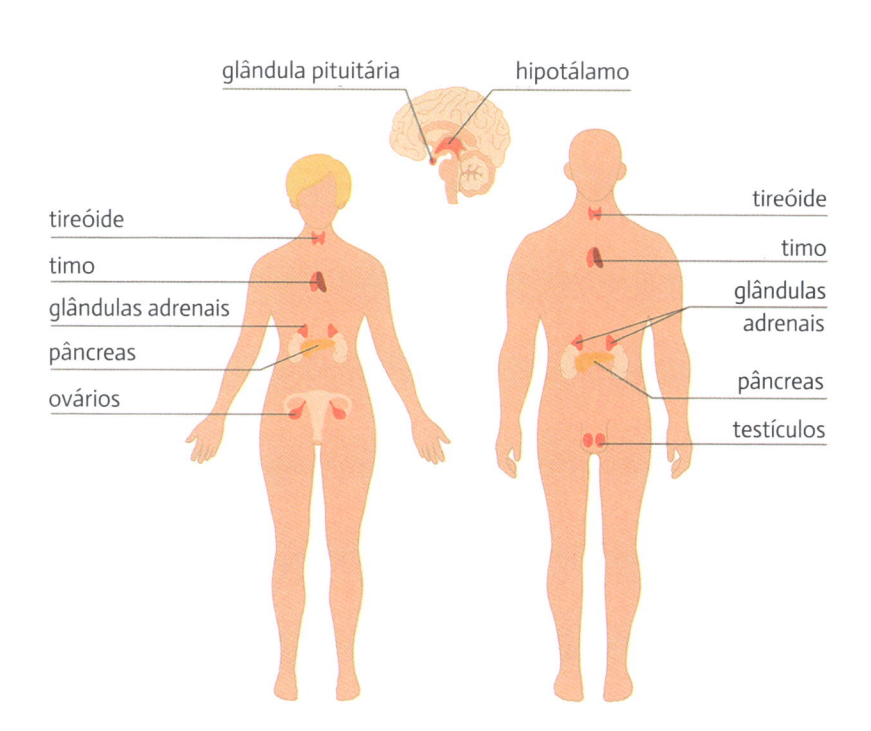

De modo geral, os hormônios são produzidos pelas glândulas que compõem o sistema endócrino – as principais são: hipotálamo, pineal, hipófise, tireoide, paratireoides, suprarrenais, pâncreas e as glândulas sexuais (ovários e testículos). É fundamental para o bom funcionamento do nosso corpo a produção adequada dos hormônios cortisol, tri-iodotironina (T3), tiroxina (T4), melatonina, hormônio D, hormônio do crescimento (GH), insulina, estrogênio, progesterona, testosterona etc.

A ideia de que as mulheres precisam mais de remodelação hormonal do que os homens tem a ver com a maior sensibilidade feminina aos efeitos das variações hormonais. Por exemplo, a famosa síndrome pré-menstrual, conhecida como TPM, é um exemplo de como eles mexem com o organismo da mulher.

Uma pesquisa com 127 mulheres, com idades entre 20 e 45 anos, realizada pela Universidade Federal do Rio Grande do Sul (UFRGS), mostrou que entre 70% e 80% das mulheres sentem alterações no corpo e no humor antes de menstruar. Dentre os sintomas, citaram-se ansiedade, choro fácil, aumento de apetite, retenção de líquidos e dor de cabeça.

Por conta disso, as mulheres afirmam que os homens são felizes, porque não sofrem de TPM, mas isso não é exatamente uma verdade. É certo que os homens não menstruam e, portanto, não sentem tão facilmente os efeitos dos hormônios como as mulheres, porém há manifestações, às vezes, até mais nocivas. Por exemplo, manifestações de agressividade, violência, tristeza ou mesmo depressão (é óbvio que existem outros motivos) podem ser resultado de disfunção hormonal. O agravante é que os homens têm uma barreira para se queixarem de sintomas emocionais, o que limita o acesso a uma atenção à saúde de qualidade. Muitos sofrem calados.

Veja a seriedade desse tema: um estudo intitulado *Testosterona, envelhecimento e mente*, realizado pela Harvard Medical

School, mostrou como a testosterona afeta a mente dos homens, provocando problemas de saúde mental, declínio cognitivo, demência e uma variedade de sintomas psiquiátricos.

Para que você entenda mais facilmente, vou fazer uma analogia com uma orquestra musical. Numa orquestra, todos os músicos são importantes e, caso um deles desafine, por mais insignificante que pareça o seu instrumento, ele comprometerá desastrosamente a sinfonia que estiver sendo executada. Exatamente isso ocorre em nosso corpo. Nossos hormônios devem estar em equilíbrio para que possamos envelhecer com saúde e qualidade de vida.

Todos os nossos hormônios são importantes; no entanto, darei ênfase a alguns hormônios que envolvem as questões sexuais, como a libido. Esse é um tema cheio de tabus que precisa ser explorado, visto que é uma queixa frequente em meus atendimentos, tanto por homens como mulheres, e merece um tópico especial para ele.

Vou explicar desde o início, para você entender a complexidade fisiológica.

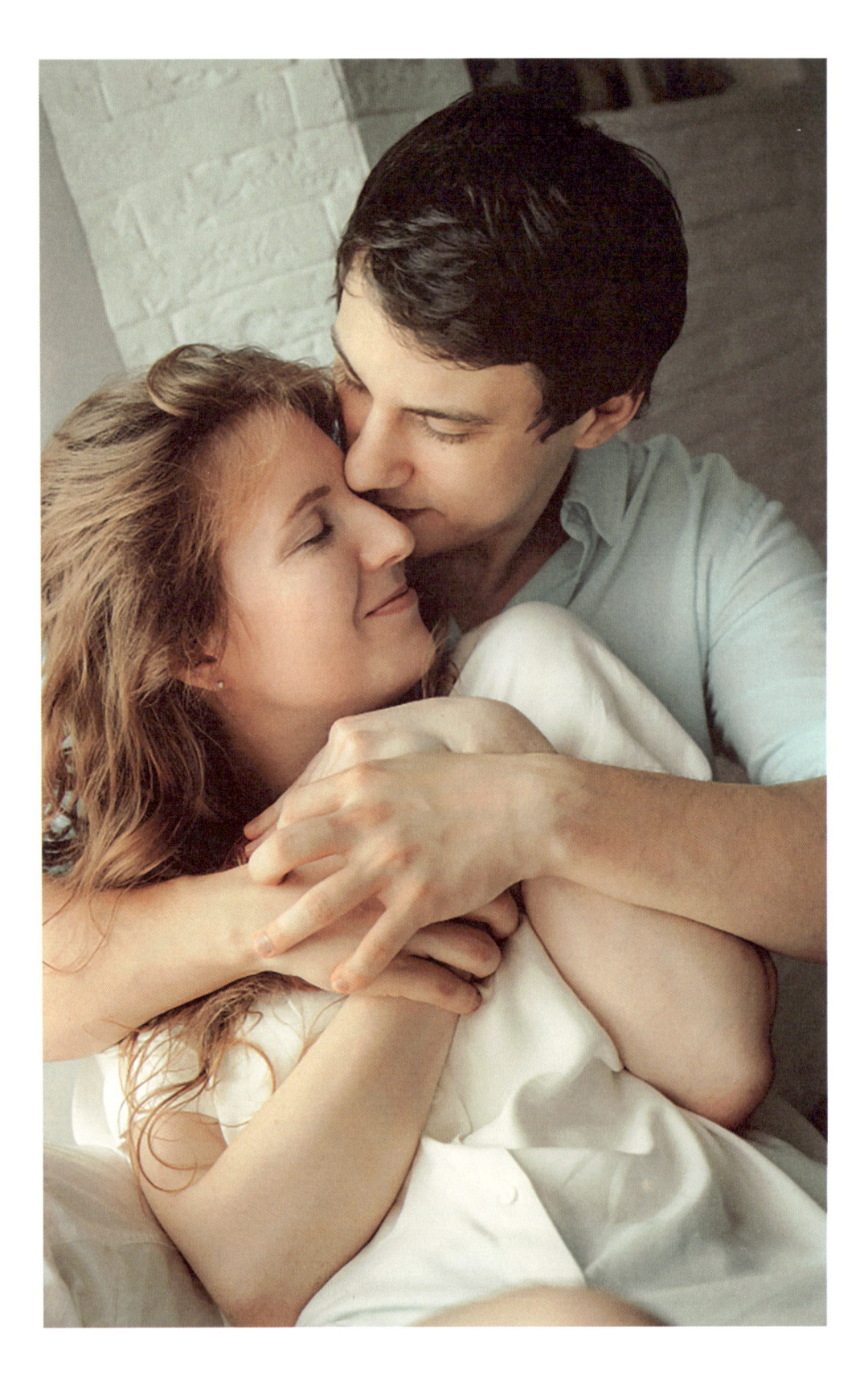

Satisfação sexual:
prazer muito além da testosterona

A libido, ou seja, o desejo sexual, é mediada pelo neurotransmissor dopamina e por hormônios como testosterona, DHEA, androstenediona, dihidrotestosterona, estradiol, hormônio do crescimento e ocitocina. Qualquer desequilíbrio vai resultar numa vida sexual insatisfatória. Vamos lá:

Dopamina

A dopamina tem um papel fundamental na regulação de fatores motivacionais, cognitivos, motores e hormonais. Até por isso é chamada de a "molécula da motivação". Mas é muito mais que isso. É produzida no hipotálamo, o "centro de vida", que se situa no cérebro e que é, sem dúvida, a principal estrutura envolvida no controle e na modulação de diversos mecanismos, inclusive os que levam à ereção.

Vários estudos têm demonstrado a íntima relação da dopamina com o desejo sexual, porque é ela que nos incentiva a buscar prazer e, consequentemente, dar continuidade à espécie por meio da reprodução. Torna a gente competitivo e proporciona a emoção da "caçada" em todos os aspectos da vida – negócios, esportes, amor, sexo –, nos trazendo satisfação quando concluída. E também é responsável pelo nosso sistema de prazer e recompensa.

Altos níveis de dopamina nos permitem sentimentos de prazer, felicidade e até mesmo de euforia. Mas pouca dopamina pode nos deixar fora de foco, desmotivados, apáticos, até mesmo deprimidos e, logicamente, sem libido.

Há maneiras saudáveis e não saudáveis de aumentar a dopamina. As saudáveis incluem comer os alimentos certos, suplementos para aumentá-la, praticar exercício físico, meditação e fazer sexo. Como a dopamina é sintetizada a partir do aminoácido tirosina, consumir alimentos como produtos de origem animal, amêndoas, maçã, abacate, banana, beterraba, cacau, café, vegetais de folhas verdes, chá verde, feijão, farinha de aveia, vegetais marinhos, gergelim, sementes de abóbora, cúrcuma, melancia e gérmen de trigo, garante o necessário para produzir a tirosina e, por extensão, a dopamina. Alimentos ricos em probióticos naturais, como iogurte natural, *kefir* e chucrute cru, também podem aumentar a produção da dopamina natural.

Isso nos mostra que a saúde da flora intestinal afeta a produção de neurotransmissores. Uma superabundância de bactérias nocivas gera subprodutos tóxicos chamados lipopolissacarídeos, que reduzem os níveis de dopamina.

Outra maneira de melhorar a libido, a partir da estimulação da produção de dopamina, é praticar exercícios físicos. Eles aumentam a produção de novas células cerebrais, retardam o envelhecimento e melhoram o fluxo de nutrientes para o cérebro. Além disso, podem aumentar os níveis de dopamina. Isso foi comprovado, por exemplo, pelo Dr. John Ratey, psiquiatra renomado e autor de *Centelha: a revolucionária nova ciência do exercício e do cérebro*. Ele estudou os efeitos do exercício físico sobre o cérebro e descobriu que ele aumenta os níveis basais de dopamina, promovendo o crescimento de novos receptores nas células cerebrais.

Os exercícios físicos trazem inúmeros outros benefícios. Por exemplo, um estudo realizado por cientistas na Universidade da Califórnia, nos Estados Unidos, em parceria com a Universidade de Tsukuba, no Japão, mostrou impactos positivos no cérebro com a prática de exercícios físicos leves. Com apenas dez minutos diários, eles são capazes de alterar estruturas do cérebro responsáveis pela memória e aprimorar funções neuronais ligadas à aprendizagem. Essas mudanças começam a aparecer mais rápido do que imaginamos. Os exercícios nem precisam ser intensos ou prolongados; a pesquisa sugere que atividades que nem chegam a induzir os batimentos cardíacos acelerados já trazem benefícios.

Outra forma de estimular naturalmente a produção de dopamina é meditar. Há mais de mil estudos atestando que quem pratica a meditação regularmente experimenta elevada capacidade de aprender, aumento da criatividade e relaxamento profundo. Esses estudos mostram que a meditação aumenta a dopamina, melhora o foco e a concentração. Ademais, atividades manuais de todos os tipos, como tricô, costura, desenho, fotografia, reparos domésticos e até mesmo ouvir música, podem ajudar na liberação de dopamina.

E aqui há um segredinho: a dopamina é liberada quando se atinge um objetivo. Então, se você está ouvindo música, o ato de procurar uma canção provoca liberação; se você está cozinhando, procurar um tempero, libera dopamina. O ato de procurar e encontrar ativa seus circuitos de recompensa e a dopamina é liberada.

Isso quer dizer que é melhor definir metas de curto do que de longo prazo. Metas de curto prazo não têm de ser algo grande. Elas podem ser algo tão simples como tentar uma nova receita, esvaziar sua pasta de *e-mails*, limpar um armário ou, finalmente, aprender a usar um novo aplicativo para o seu celular.

Transforme as metas de longo prazo em pequenas metas de curto prazo, para proporcionar a si mesmo aumento de dopamina ao longo do caminho.

Voltando à questão da libido, tema deste capítulo, isso tudo nos mostra que a libido pode ser restaurada também por meio da correção de hábitos de vida, reposição de vitaminas, hormônios, aminoácidos e fitoterápicos.

Para elevar a dopamina sem usar medicamentos alopáticos, podemos usar mucuna, tirosina, teanina, fenilalanina, ioimbina, cromo, ácido fólico e guaraná. Caso não surjam resultados, podemos tentar L-dopa, bupropiona, selegilina e apomorfina. Hormônios como testosterona, estradiol, DHEA, hormônios tireoidianos, hormônio do crescimento, ocitocina e insulina, também são dopaminérgicos, por isso devem estar regulados para uma boa libido. Suplementos que modulam a dopamina: L-tirosina; L-fenilalanina; *Rhodiola rosea*; tiamina; cromo; *Ginkgo biloba*; ioimbina; L-dopa (*Mucuna pruriens*), estrogênios, testosterona e hormônios tireoidianos.

Acetilcolina

A acetilcolina é um hormônio neurotransmissor liberado no cérebro para que possamos fixar a atenção e nos manter em estado de alerta, sendo uma das responsáveis pela memória e criatividade. Também é liberada em terminações nervosas periféricas, levando à ereção e à produção de suor durante o ato sexual.

A excitação sexual é determinada pela acetilcolina. Apesar de não ser um neurotransmissor tão potente quanto a dopamina, em termos de regular o desejo sexual, a depleção de acetilcolina afeta diretamente a libido. Baixos níveis desse neurotransmissor podem afetar o volume de sêmen.

Alguns nutrientes podem ser utilizados para a produção da acetilcolina, como colina, Huperzine A, acetil-L-carnitina, ácido lipoico, fosfatidilserina e ômega-3. Já a ereção é resultado de um estímulo erótico recebido por qualquer um dos cinco sentidos (olfato, visão, tato, paladar e audição) e processado no hipotálamo, que provoca:

1 - Inibição do tônus simpático, que faz constrição dos vasos do pênis.

2 - Aumento da neurotransmissão parassimpática dependente de acetilcolina e da liberação de óxido nítrico (NO), os quais vasodilatam os vasos do pênis. O NO é considerado, hoje, o principal modulador bioquímico da ereção peniana. Substâncias como inibidores da fosfodiesterase, ou seja, sildenafila, tadalafila, mais conhecidos como Viagra® e Cialis®, atuam inibindo a enzima que bloqueia o NO, e, como consequência, ocorre dilatação dos vasos de todo o organismo, inclusive do pênis. Por essa razão, alguns relatam rubor na face, dor de cabeça e coriza.

Observe que esses medicamentos atuam somente nessa parte de todo o processo. Se não houver dopamina, acetilcolina e hormônios, a satisfação poderá ficar comprometida, mesmo usando essas drogas, o que é muito comum nos dias de hoje.

Para melhorar a produção de NO e a vasodilatação, podemos fazer exercícios físicos, comer com qualidade, sem alimentos industrializados, respirar fundo, meditar, se possível tomar suco de beterraba e lançar mão de suplementos como ioimbina, L-citrulina, arginina, picnogenol, *Ginkgo biloba* e *ginseng* coreano (*Panax ginseng*).

Outro fator fundamental é o orgasmo. Ele depende da adrenalina e noradrenalina, do neurotransmissor GABA e do bloqueio da serotonina. O GABA é sintetizado a partir de glutamina e inositol e ajuda a controlar os neurotransmissores estimulantes que podem causar ansiedade, inquietação e diminuição do desejo. Precisamos de GABA para praticar o famoso "relaxa e goza", pois, sem ele, ficamos raivosos. Esse neurotransmissor também ajuda a produzir dopamina, a qual, como já se sabe, é de fundamental importância.

Suplementos que aumentam GABA: kava-kava, taurina, glicina, glutamina, inositol, vitaminas do complexo B e o próprio GABA. Já a serotonina em excesso pode bloquear o orgasmo, como é comum ocorrer em usuários crônicos de antidepressivos que elevam a serotonina.

Como comentei no início deste capítulo, um dos hormônios fundamentais, tanto para o homem quanto para a mulher, é a testosterona.

Testosterona

Todas as alterações mais significativas no homem podem começar próximo dos 50 anos, com um decréscimo de 10-20% nos níveis de testosterona, o que se reflete não só no desempenho sexual, mas também em outros aspectos da saúde. Por exemplo, além da diminuição da libido e da capacidade de ereção, há redução do crescimento da barba e de pelos, perda de força muscular e desenvolvimento de gordura, principalmente na região abdominal, e até diminuição da atividade cerebral. Tudo isso pode vir acompanhado de depressão, ansiedade, sonolência e irritabilidade.

Seguem possíveis motivos para o declínio da testosterona:

• Envelhecimento: queda natural que ocorre ao longo da vida em função da menor sensibilidade dos testículos aos pulsos de dois hormônios cerebrais: LH e FSH;
• Uso de anabolizantes;
• Contaminação por xenoestrógenos ambientais: por exemplo, o bisfenol A, liberado gradualmente das embalagens plásticas para os alimentos e, mais ainda, quando as embalagens são submetidas a temperaturas elevadas;
• Estresse que provoca o excesso de cortisol, o qual bloqueia a produção de testosterona, e os níveis baixos favorecem o cansaço e desânimo;
• Medicamentos como estatinas, antidepressivos, remédios para dormir e betabloqueadores para o coração e anti-hipertensivos.

Os antidepressivos, por aumentarem a liberação de serotonina, atuam diminuindo a libido e bloqueando o orgasmo em alguns casos. Muitas vezes são ministrados para pacientes com ejaculação precoce. Os remédios anti-hipertensivos, ansiolíticos e hipnóticos, que induzem o sono, contêm agentes que levam ao relaxamento da musculatura esquelética e das artérias, diminuindo a ação dos neurotransmissores "euforizantes". Uma observação necessária é sobre o uso das estatinas (para a redução do colesterol), pois trazem uma armadilha para o homem. Veja este quadro:

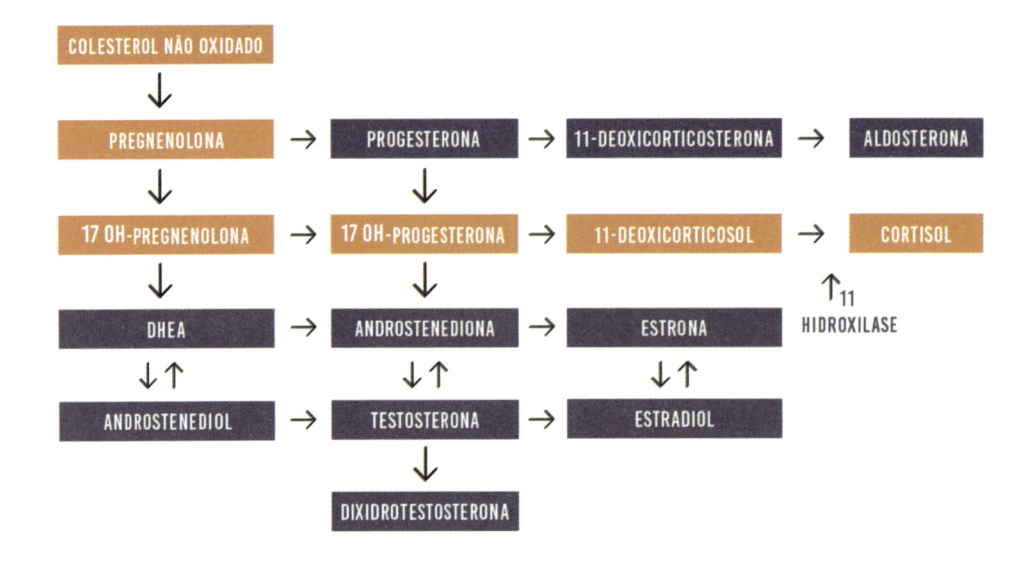

```
COLESTEROL NÃO OXIDADO
        ↓
PREGNENOLONA    →   PROGESTERONA    →   11-DEOXICORTICOSTERONA  →   ALDOSTERONA
    ↓                   ↓
17 OH-PREGNENOLONA  →  17 OH-PROGESTERONA  →  11-DEOXICORTICOSOL  →  CORTISOL
    ↓                   ↓                                         ↑11
    DHEA            →  ANDROSTENEDIONA  →  ESTRONA              HIDROXILASE
    ↓↑                  ↓↑                   ↓↑
ANDROSTENEDIOL   →   TESTOSTERONA   →   ESTRADIOL
                        ↓
                    DIXIDROTESTOSTERONA
```

Entenda definitivamente que o colesterol não oxidado é a matéria-prima para a produção hormonal, incluindo a testosterona e outros esteroides importantes. Esse hormônio é classificado como esteroide porque é fabricado a partir do colesterol, assim como o estradiol, cortisol, DHEA e progesterona.

As células de gordura produzem uma enzima chamada aromatase, que transforma testosterona em estradiol e estrona, hormônios primariamente femininos. O envelhecimento e a obesidade potencializam a ação da aromatase, diminuindo os níveis de testosterona e aumentando os níveis de estradiol e estrona, muitas vezes intracelular. Estradiol e estrona em altos níveis causam impotência, baixa libido, irritabilidade, cansaço e aumento de mamas, ou ginecomastia. Novos estudos apontam que eles podem ser responsáveis pelo câncer de próstata e por alguns casos de doença cardiovascular.

É um erro pensar que, só pelo fato de o desejo sexual continuar satisfatório, os níveis de testosterona estariam normais. Muitas vezes outros sintomas surgem anos antes da queda da libido. A testosterona tem receptores no coração, cérebro, músculo e ossos, articulação e tendões, pele, e toda essa cadeia será afetada em algum momento.

Todos os anos, as terapias com testosterona são prescritas para milhões de homens, e esse número está aumentando rapidamente. As prescrições aumentaram 500% nos Estados Unidos entre 1993 e 2000. Muitos médicos defendem os benefícios do tratamento de reposição hormonal a pacientes sintomáticos. As maiores queixas dos homens são fadiga, cansaço e dificuldades de concentração. Alguns reclamam de dores musculares, outros não têm interesse em sexo. Relatam que sentem que não são mais "quem costumavam ser", afirma o Dr. Lionel Bissoon, que administra um programa de modulação hormonal para homens e mulheres em sua clínica em Nova Iorque.

A reposição hormonal mediante deficiências pode ser feita por meio de injeções, adesivos ou uso tópico, sendo necessário que o cliente passe por um acompanhamento médico periódico e seja submetido a exames regularmente. As sociedades cartesianas condenam o uso de testosterona com base em sinais e sintomas clínicos e apegam-se basicamente a níveis laboratoriais, os quais devem estar extremamente baixos para se realizar a reposição.

Médicos que praticam a hormonologia clínica valorizam os exames de sangue e/ou salivar, mas também dão grande importância aos sintomas do cliente, como cansaço crônico, alterações do sono, baixa libido, diminuição da potência, aumento de gordura visceral e de mamas, para iniciarem a suplementação.

Para verificar o estágio em que se encontra e se é hora de consultar um médico, podemos usar o famoso questionário de ADAM (Androgen Deficiency in the Aging Male):

- Tem observado diminuição da libido?
- Tem observado falta de energia?
- Percebe redução da força muscular?
- Diminuiu a sua "alegria de viver"?
- Perdeu altura?
- Fica triste ou rabugento com frequência?
- Percebe que as ereções são menos vigorosas?
- Tem diminuído as atividades esportivas?
- Sente sonolência após o jantar?
- Tem percebido uma piora no desempenho profissional?

Se você responder "sim" para as perguntas 1 ou 7, ou para 3 ou mais outras perguntas, deve procurar a orientação de um médico. E veja que confiar cegamente nos resultados dos exames laboratoriais nem sempre é uma boa, porque os valores de referência dos exames hormonais, como os da testosterona, são feitos da seguinte forma: dosa-se aleatoriamente testosterona em dois mil homens, por exemplo, calcula-se a média e insere-se um desvio-padrão acima e abaixo. Assim, são criados os valores de referência considerados normais, apesar dos sintomas.

Nós, médicos, aprendemos na faculdade que a "clínica é soberana", e, pelo jeito, alguns se esquecem disso e preferem tratar seus pacientes com antidepressivos, remédios para dormir, Viagra® e medicamentos para controle de apetite, os quais provocam inúmeros efeitos colaterais. No Brasil, a testosterona é empregada na forma injetável intramuscular, assim como por meio de géis ou adesivos cutâneos.

Vale ressaltar que a reposição hormonal masculina não é isenta de riscos. Quando bem indicada, isto é, se houver de fato deficiência, a testosterona pode restabelecer a libido, a ereção, a massa muscular, a massa óssea, os pelos corporais etc. Dessa forma, a modulação de testosterona masculina é importante por trazer melhora significativa da qualidade de vida e da saúde dos homens que sofrem desse problema, mas é imprescindível acompanhamento médico a fim de garantir tanto o sucesso quanto a segurança do tratamento.

Além da questão da testosterona, um estudo, publicado no New England Journal of Medicine, mostrou que alguns dos sintomas, muitas vezes atribuídos à deficiência de testosterona, são realmente causados pela falta de estrogênio. O professor Joel Finkelstein e colaboradores do Massachusetts General Hospital, em Boston, Estados Unidos, relatam que os níveis da testosterona regulam a massa corporal magra, o tamanho muscular e a força, enquanto os níveis do estrogênio regulam o acúmulo de gordura. Ambos os hormônios contribuem para a função sexual, que engloba tanto o desejo sexual quanto a função erétil.

O tratamento para deficiência de testosterona e aumento da libido pode ser obtido pela modificação do estilo de vida e por outros fatores, como:

• Prática de exercícios físicos de alta intensidade (HIIT): exercícios curtos e de alta intensidade aumentam a produção de lactato, que estimula a produção de testosterona;

• Alimentação balanceada, sem produtos industrializados, eliminação de alérgenos alimentares, regularização da flora intestinal para a produção de dopamina e serotonina;

• Eliminação dos xenoestrógenos, que, contaminando os alimentos, se comportam como estrogênio no organismo masculino;

• Diminuição ou eliminação do álcool: o álcool é aromatizante, ou seja, favorece a produção de hormônio feminino;

• Controle do estresse com práticas de relaxamento, como ioga, meditação, massagens e divertimento;

• Uso de fitoterápicos, como *Tribulus terrestris*, Long Jack, *Cyanotis vaga*, ácido D aspártico, maca, urtiga dioica, que aumentam a testosterona livre, e vitaminas, como zinco, complexo B, vitamina D, magnésio e alguns aminoácidos;

• Reposição hormonal com testosterona prescrita por um médico capacitado, caso necessário, depois de vasta avaliação clínica, física, exames laboratoriais, cardiológicos e urológicos;

• Estímulo da produção hormonal testicular com gonadotrofina coriônica humana ou clomifeno;

• Controle dos níveis de estradiol e estrona com redução de peso, diminuição de álcool, uso de fitoterápicos, como crisina e indol-3-carbinol, ou até mesmo medicamentos alopáticos, se necessário, como anastrozol, tamoxifeno ou exemestano.

Ocitocina

Se fosse possível fazer uma droga do amor, a ocitocina seria, sem dúvida, o principal ingrediente. Ela é um hormônio produzido principalmente pelo hipotálamo, região do cérebro do tamanho de uma amêndoa, localizada perto do tronco cerebral, que liga o sistema nervoso ao sistema endócrino através da glândula pituitária. A ocitocina é liberada diretamente no sangue por meio dessa mesma glândula antes citada ou para outras partes do cérebro e da medula espinhal.

Embora provavelmente seja mais conhecida por seu papel no parto e na amamentação, pesquisas mostraram que a ocitocina pode ter muitos efeitos de longo alcance para homens e mulheres em muitas áreas de suas vidas, particularmente quando se trata de relacionamentos e envolvimento emocional. Pesquisas também revelaram que a ocitocina desempenha um grande papel nos aspectos relacionados ao desejo e ao orgasmo.

Efeitos psicossociais

• A ocitocina estimula a amizade e os laços mais profundos. Torna as pessoas mais carinhosas, confiantes e apreciadoras da companhia dos outros. Isso foi verificado não só entre os seres humanos, mas também nos animais domésticos;
• Pode melhorar o humor, deixando as pessoas mais simpáticas e acolhedoras;
• Reduz a ansiedade, especialmente em encontros sociais;
• É utilizada em crianças autistas para melhorar a sociabilização;
• Reduz os estímulos de ansiedade ao inibir o centro do medo no cérebro.

Papéis específicos da ocitocina na mulher

• Melhora a lubrificação vaginal e contrações vaginais durante o ato sexual;
• Facilita o orgasmo: as mulheres atingem-no de forma mais rápida e intensa;
• Possibilita orgasmos múltiplos;
• Protege contra cânceres de mama e de ovário;
• Aumenta a sensualidade feminina;
• Diminui a ansiedade.

Papéis da ocitocina no homem

- Aumenta a sensibilidade do pênis ao contato sexual;
- Aumenta a lubrificação da glande;
- Aumenta a frequência de ereções;
- Aumenta o número de espermatozoides ejaculados;
- Pode aumentar, de forma saudável, o volume das glândulas sexuais acessórias, como a próstata;
- Aumenta a produção de testosterona nas células de Leydig;
- Provoca bem-estar no homem após a relação sexual, deixando-o relaxado e sonolento.

Homens e mulheres a liberam durante o ato sexual, sendo ela a responsável por orgasmos poderosos. Quanto mais romantismo nas preliminares, mais carinho e mais amor, mais ocitocina é liberada e, possivelmente, maior intensidade no orgasmo. Às vezes chamada de "hormônio do aconchego", a ocitocina é liberada em resposta a uma variedade de estímulos ambientais, incluindo pele a pele, olhos nos olhos, carinhos e massagens. Em níveis normais, a ocitocina estimula um desejo leve na mulher ao ser beijada e abraçada por seu companheiro. Mas, ao ser tocada, há um incremento nos níveis de ocitocina. Isso provoca uma cascata de reações dentro do corpo, incluindo a liberação de endorfinas e testosterona, o que resulta nas excitações biológica e psicológica.

Os nervos em zonas erógenas, como os lóbulos das orelhas, pescoço e genitais, tornam-se sensibilizados pelos efeitos da ocitocina. Ela promove uma relação de proximidade, intimidade e desejo que aumenta a receptividade sexual. E o desejo de ser tocada provoca ainda mais a liberação de ocitocina. Assim, desejo e excitação são aumentados ainda mais. Simplificando, quanto mais preliminares, mais ocitocina.

Durante o orgasmo, os níveis masculinos de ocitocina quintuplicam, o que não é nada em comparação com os níveis de ocitocina femininos. Mulheres precisam de mais ocitocina, se quiserem chegar ao orgasmo, e, durante o pico da excitação sexual, os níveis de ocitocina se elevam imensamente. É por esse motivo que a mulher pode demorar mais para "chegar lá".

Uma curiosidade sobre a ocitocina: em 2013, pesquisadores alemães publicaram um estudo no periódico *Proceedings of the National Academy of Sciences of USA*, mostrando que ela incentiva a fidelidade masculina. Os pesquisadores demonstraram que, se um homem tem concentração plasmática mais elevada de ocitocina, ele percebe sua parceira como sendo mais atraente do que outras mulheres. Dessa forma, a ocitocina também seria uma razão para um comportamento monogâmico relativamente comum em seres humanos. Carmichael e colaboradores (1994) estudaram participantes humanos engajados no intercurso sexual enquanto controlavam o nível de ocitocina no sangue. Havia correlação positiva entre o número e a intensidade de orgasmos e os níveis de ocitocina no plasma tanto nos homens como nas mulheres.

A deficiência de ocitocina está relacionada a:
- Diminuição do apetite sexual;
- Isolamento social;
- Dificuldade da capacidade de manter relacionamentos;
- Falta de orgasmos ou um orgasmo muito demorado nas mulheres;
- Falta de ereção ou ejaculação nos homens.

Hoje em dia é comum o uso de antidepressivos, o que diminui os níveis plasmáticos de ocitocina, causando a diminuição do desejo sexual, da excitabilidade e do prazer durante o orgasmo.

Existem formas naturais de elevar os níveis de ocitocina, como contato físico, atividade física, alimentação hormonalmente correta, abraços, sexo, amor e paixões. Em casos de deficiência mais severas, é necessária a suplementação do hormônio ocitocina, que deverá ser prescrito por um médico capacitado.

Prolactina

Outro hormônio que afeta a libido é a prolactina, um hormônio secretado pela hipófise que pode estar aumentado em situações estressantes ou devido ao uso de certos medicamentos, como metoclopramida, alguns benzodiazepínicos, por exemplo, o famoso Rivotril®, usado como calmante e para dormir, e alguns anabolizantes, como a trembolona, muito comum em fisiculturistas.

O excesso de prolactina bloqueia a hipófise, que, dessa maneira, não estimula a produção de testosterona pelo testículo via LH. Vale um comentário acerca desse assunto: os hormônios anabolizantes, sintéticos, utilizados por alguns homens de forma indiscriminada ou prescritos por médicos que não sabem nada sobre fisiologia, podem acarretar sérias consequências para a saúde. Eles podem inibir o eixo hipotálamo-hipófise-gonadal, e, quando suspenderem o uso dessas substâncias, a produção de testosterona estará severamente comprometida.

Além disso, esse excesso de testosterona sintética poderá se transformar em estradiol, hormônio feminino que, em excesso, também diminui a libido. Tanto a falta quanto o excesso de estradiol no homem podem comprometer a libido. O uso crônico de esteroides pode levar, em longo prazo, à atrofia testicular e à deficiência permanente de testosterona e infertilidade.

DHEA

A DHEA (deidroepiandrosterona) é um hormônio esteroide produzido a partir do colesterol pelas glândulas adrenais, testículos, ovários, tecido adiposo, cérebro e pele. Serve como matéria-prima para a produção de todos os demais hormônios importantes secretados pelas glândulas adrenais. É a precursora da androstenediona, e esta, por sua vez, precursora da testosterona e dos estrógenos estrona e estradiol, aos quais a DHEA é quimicamente similar. É convertida em andrógeno, hormônio masculino, ou estrógeno, hormônio feminino, dependendo do sexo da pessoa, da idade e de outros fatores individuais. E mais, a DHEA é o esteroide precursor quase direto da testosterona e do estradiol, mas ela própria possui fraca ação androgênica.

Outros hormônios envolvidos na libido

- Os hormônios tireoidianos também afetam a libido feminina. Mulheres com hipotireoidismo (sem tratamento) podem relatar ausência de desejo sexual;
- O hormônio do crescimento, ou GH (*growth hormone*), é produzido pela hipófise. Diferentemente dos outros hormônios produzidos pela hipófise, que costumam regular o funcionamento de glândulas, o hormônio do crescimento age no organismo como um todo, promovendo o crescimento das células em geral. Para essa função, atua em conjunto com uma substância intermediária, chamada somatomedina C, ou IGF-1, produzida principalmente no fígado, mas também pelas células ósseas e musculares, por exemplo. Essa dupla, GH e IGF-1,

promove grande parte do anabolismo do corpo, atuando em conjunto com a testosterona e, assim, promove a libido;

• A progesterona, ou hormônio do bem-estar, também tem papel importantíssimo no bem-estar, provocando o relaxamento por elevar o GABA, neurotransmissor importante para o prazer, tendo em vista que uma mulher irritada e ansiosa não terá prazer;

• O estradiol é o principal hormônio sexual feminino, cujo déficit leva à falta de libido, ao ressecamento vaginal e à dificuldade de orgasmo, como ocorre na menopausa e na remoção cirúrgica dos ovários. Entretanto, o excesso de estrogênio tende a deixar a mulher mais irritada e ansiosa, o que prejudica o desejo sexual. Mulheres obesas tendem a produzir mais estrogênio, considerando-se a maior quantidade de adipócitos, as células de gordura;

• O estriol, diferentemente de outros estrogênios, tem ação de curta duração, sendo importante na lubrificação vaginal, por induzir a normalização do epitélio urogenital, além de ajudar a restauração da microflora normal e do pH fisiológico da vagina;

• A melanotropina é um hormônio que dá cor à pele e também está envolvido na libido;

• O DHT (dihidrotestosterona) é um metabólito da testosterona, quatro vezes mais potente que ela. Quando a DHT está em excesso, podem ocorrer queda de cabelo, acne, pele oleosa etc. O bloqueio da 5-alfarredutase e consequente redução desse hormônio podem diminuir a libido e o orgasmo;

• O cortisol, secretado pelas glândulas adrenais, influencia indiretamente a libido, pois gera energia ao longo do dia, sendo muito importante ter níveis ideais, ou seja, nem baixos nem elevados, a fim de sentir disposição no momento do ato sexual. Níveis elevados bloqueiam a testosterona e podem impactar na libido;

- A insulina, em níveis altos, pode aumentar a quantidade de testosterona livre na mulher; portanto, é possível que mulheres obesas tenham a libido aumentada por terem mais testosterona livre. Porém, podem desenvolver problemas de imagem e autoestima, além de alterações de neurotransmissores dopamina, acetilcolina e GABA, em função de inflamação e da glicação;
- O estrogênio pode gerar alterações e deficiência de progesterona, provocando retenção de líquidos, seios inchados, dores de cabeça, alterações no humor, perda da libido, padrões insatisfatórios de sono e compulsão por açúcar;
- A progesterona é muito importante, porque é o hormônio que gera bem-estar na mulher, por aumentar o GABA, que proporciona relaxamento e atua em equilíbrio com os estrogênios. Entretanto, mulheres com muita progesterona tendem a ser passivas demais, o que pode influenciar a sua vida pessoal e profissional;
- A serotonina, sintetizada pelos neurônios localizados no tronco encefálico, no núcleo da rafe, atua em diversas partes do organismo. Cientistas, ao pesquisar sobre os distúrbios do sono e a depressão, descobriram que o excesso de serotonina, ao atuar no hipotálamo, leva à falta de apetite sexual;
- A adrenalina, um neurotransmissor do sistema nervoso simpático, produzido nas adrenais, é liberada em momentos de excitação, inclusive a sexual.

Outras causas de queda da libido

O GABA é o principal neurotransmissor inibitório do sistema nervoso central (SNC), o que significa que ele reduz a atividade dos neurônios de várias regiões do cérebro, produzindo sensação de calma e relaxamento, modulando contrações musculares e induzindo o sono.

Há outras causas de disfunção sexual em mulheres, como as alterações vasculares, que provocam diminuição no fluxo sanguíneo da vagina e do clitóris, resultando na perda da musculatura lisa, que produz secura vaginal e dor no intercurso sexual; qualquer traumatismo nas artérias pudendas ou íleo-hipogástricas, resultado de fraturas pélvicas e injúrias cirúrgicas, pode resultar em diminuição do fluxo sanguíneo vaginal e clitoridiano, ocasionando o surgimento da disfunção sexual feminina.

As causas neurológicas, que incluem as lesões medulares se as doenças forem do sistema nervoso central ou periférico, alterações hormonais que provocam disfunção no eixo hipotálamo-hipófise, castrações cirúrgicas ou medicamentosas, falência ovariana precoce e estados hipoestrogênicos. Tudo isso pode desencadear as disfunções sexuais femininas.

As condições uroginecológicas, como incontinência urinária, cistites, infecções urinárias e vulvovaginites, causam desconforto, levando à disfunção ou à diminuição da atividade sexual. O câncer ginecológico, o câncer de mama e as cirurgias ginecológicas são capazes de comprometer física e psicologicamente os símbolos de feminilidade, podendo resultar em disfunção sexual.

O vaginismo interfere no intercurso sexual, causando acentuado sofrimento ou dificuldade interpessoal. A dispareunia é a dor genital recorrente ou persistente associada ao intercurso sexual. A perturbação causa sofrimento acentuado ou dificuldade interpessoal e é uma disfunção sexual difícil de ser avaliada.

Uma série de medicamentos pode influenciar a libido, de um simples antigripal aos anticoncepcionais. Por exemplo, mais de 40% das mulheres que tomam esporadicamente pílulas anticoncepcionais experimentam perda de libido. Isso, em linhas gerais, acontece porque a pílula reduz a testosterona, fundamental no desejo sexual.

Muitas mulheres afirmam que o álcool aumenta seu prazer sexual. Entretanto, estudos com marcadores fisiológicos indicam o oposto, isto é, quanto maior a quantidade de álcool, menor o prazer sexual e a capacidade de atingir o orgasmo. O álcool é considerado prejudicial ao desempenho sexual, uma vez que sua ação depressora do SNC contribui, direta ou indiretamente, para a disfunção da ereção clitoriana, a redução da secreção vaginal, o desempenho sexual e outras disfunções sexuais.

O uso crônico de cocaína, *ecstasy*, anfetaminas, maconha, por influenciar diversos neurotransmissores, também pode influenciar negativamente o desejo. Há ainda fatores de ordem psicossocial ou emocionais e relacionais que podem alterar a resposta sexual feminina, mesmo num organismo sadio. Por exemplo, uma dificuldade de comunicação entre os parceiros, a falta de conhecimento sobre a própria sexualidade, a desinformação sobre a fisiologia da resposta sexual, as lutas pelo poder e, sobretudo, os conflitos conjugais são capazes de desencadear sérios problemas emocionais nas mulheres e, consequentemente, alterar a sua resposta sexual.

Os mitos e tabus em relação à sexualidade, e algumas crenças religiosas que punem irracionalmente a mulher, podem afetar de maneira significativa a sua sexualidade. Conflitos de identidade sexual, história de abuso sexual e restrições sociais também podem interferir na resposta sexual.

Mais uma vez, quero ressaltar a importância de consultar um médico capacitado para o correto diagnóstico e tratamento da diminuição ou perda do desejo sexual; diminuição da autoestima e da autoconfiança; falta de iniciativa e de vontade de se cuidar; aumento da gordura corporal; diminuição de massa muscular esquelética; diminuição da massa óssea; menor tônus muscular; fraqueza; diminuição do colesterol bom ou HDL; aumento importante da globulina ligadora de hormônio sexual (SHBG); diminuição de testosterona total e livre; diminuição de deidroepiandrosterona e androstenediona etc.

Com certeza, essas informações lhe serão úteis, pois irão ajudá-lo(a) a entender a importância vital dos hormônios, pois todos participam da grande orquestra que é o corpo humano. Seu equilíbrio certamente nos proporciona uma vida melhor e feliz. Adquirir conhecimento sobre a sexualidade, a libido, o orgasmo e as disfunções sexuais é o pontapé para que ocorram boas mudanças.

Os perigos da inflamação crônica subclínica

Este termo pode parecer complicado, e provavelmente você nunca tenha ouvido falar sobre o assunto. Acontece que todos os dias nosso organismo passa por diversas agressões, como má alimentação, estresse, poluentes, entre outros. Todos esses fatores afetam negativamente a sua longevidade, sem que você perceba.

A principal característica dessa condição está na completa dissociação entre sinais e sintomas, pois tudo acontece "silenciosamente". A pessoa vive como se a sua saúde estivesse 100% em dia. No entanto, essa inflamação crônica é responsável por gerar as citocinas pró-inflamatórias.

Refiro-me a proteínas capazes de desencadear reações no sistema imunológico que podem danificar qualquer órgão do corpo humano. Os órgãos mais vulneráveis a esse processo são as artérias, o intestino, as articulações, os sistemas hormonais e os hormônios. Todos esses sistemas são atacados anos a fio sem que o organismo expresse sintoma algum.

A inflamação crônica subclínica é especialmente preocupante porque em 55% dos casos ocasiona morte súbita. Sem que o indivíduo esboce quaisquer sintomas, ele simplesmente manifesta um mal, como o infarto do miocárdio.

Essa é uma situação que tem menos a ver com o colesterol e mais a ver com a inflamação crônica subclínica. Afinal, para que o colesterol fique acumulado nos vasos sanguíneos, é preciso existir uma inflamação no organismo. Do contrário, o colesterol simplesmente circula livremente pelo corpo.

O conceito de inflammaging

As diversas doenças responsáveis pelo declínio da qualidade de vida, que erroneamente sempre foram associadas ao envelhecimento, hoje são amplamente estudadas pela medicina.

Essas manifestações são, na verdade, relacionadas a uma base inflamatória; começam e terminam com inflamação crônica subclínica. Felizmente, estamos em uma era em que contamos com recursos para mensurar, quantificar e hierarquizar os marcadores envolvidos nesse processo.

Ao identificar a manifestação desses sinais silenciosos, é possível intervir na vida do indivíduo e reverter a situação. Esse diagnóstico é fundamental para evitar doenças ou mesmo a morte súbita.

Não estamos condenados pela genética:

mapeamento genético

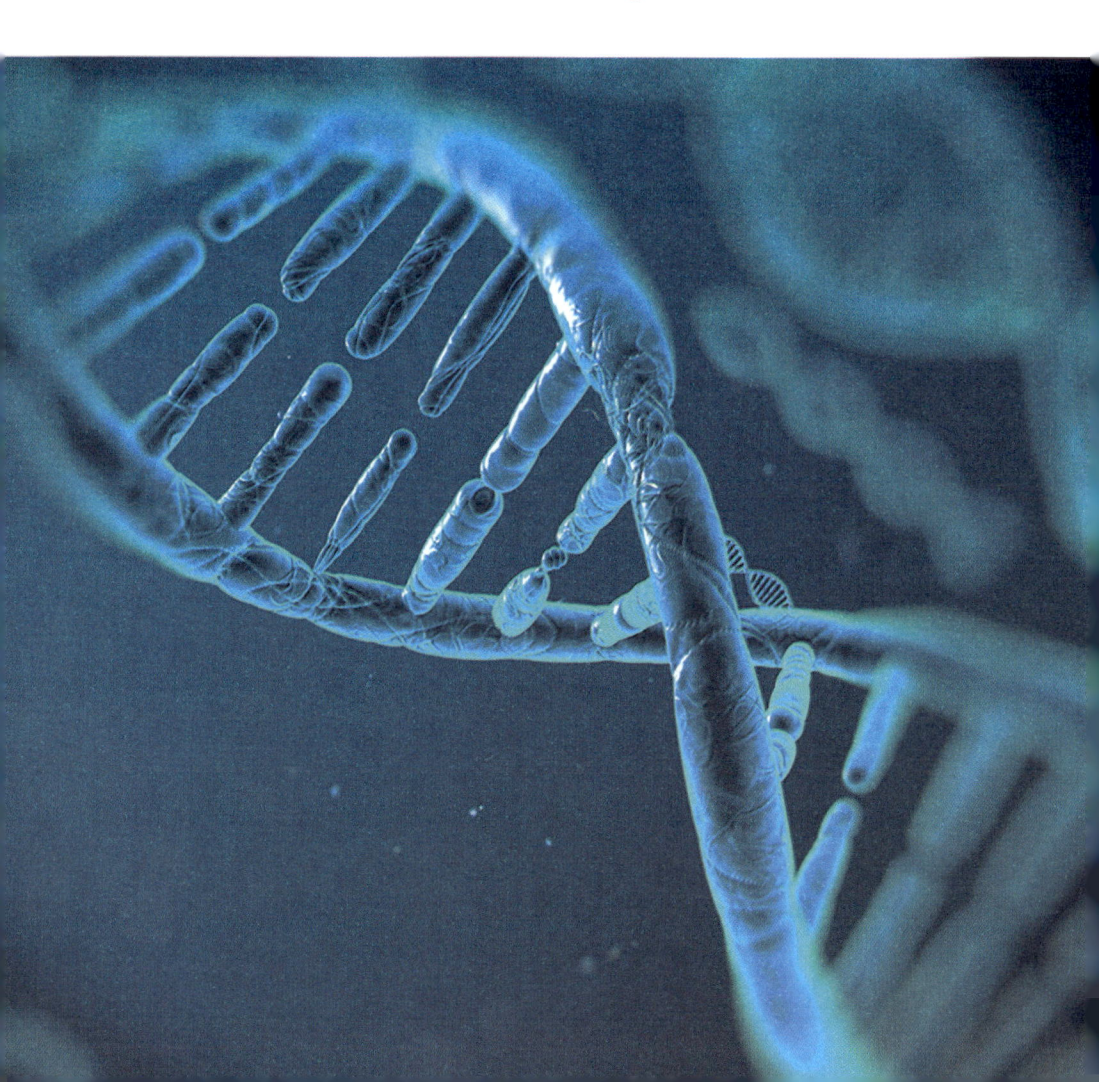

Até bem pouco tempo, se você precisasse obter alguma informação sobre suas origens e/ou doenças de família, tinha de confiar na memória dos parentes ou pesquisar documentos antigos para saber um pouco sobre os seus ancestrais.

Hoje basta mandar uma amostra de saliva ou sangue para um laboratório especializado em sequenciamento de DNA, que em pouco tempo você terá toda a sua história genética. Os custos, principalmente no Brasil, ainda são altos, mas já estão disponíveis, e o exame tem se tornado cada dia mais útil e necessário.

O sequenciamento mapeia todos os bilhões de "letras" do nosso DNA. Isso permite determinar a sequência exata de nucleotídeos (que participam ativamente de processos metabólicos) em uma molécula de DNA (ácido desoxirribonucleico). E o resultado mostra as variações genéticas que podem indicar uma predisposição a problemas de saúde ou uma doença.

Isso significa que, ao sequenciar o DNA, é possível conhecer os genes e genomas que contêm as informações sobre as propriedades hereditárias e bioquímicas e compreender a construção e a estrutura das células das quais você é feito(a). E acredite: apesar de sermos quase 8 bilhões de seres neste planeta, não há dois indivíduos iguais.

O geneticista Carl Bruder, da Universidade do Alabama, em Birmingham, Estados Unidos, e seus colegas compararam os genomas de 19 duplas de gêmeos idênticos adultos. Em alguns casos, o DNA de um gêmeo era diferente daquele de seu irmão em vários pontos do genoma.

Nesses locais de divergência genética, um tinha um número diferente de cópias do mesmo gene, estado genético denominado variantes do número de cópias (ou *copy number variation* – CNV, na sigla em inglês).

Normalmente, as pessoas carregam duas cópias de cada gene, uma herdada do pai e outra da mãe. Mas há regiões do genoma que não correspondem a essa regra, e é aí que aparecem as variantes do número de cópia.

Essas regiões podem carregar de zero a até mais de 14 cópias de um gene. Há muito tempo, os cientistas vêm usando gêmeos para estudar os papéis da natureza e da criação na genética humana – cada um deles influencia o desenvolvimento de doenças, o comportamento e os transtornos em geral, como a obesidade etc., o que indica uma nova maneira de estudar as raízes genéticas e ambientais das doenças.

É esse o ponto que eu queria chegar: às "raízes das doenças". Os genes são responsáveis por todas as nossas características; assim, qualquer erro ou dano em um gene pode desencadear uma doença genética, como albinismo, anemia falciforme, daltonismo, distrofia muscular, fibrose cística, hemofilia etc.

Isso nos mostra que as doenças genéticas são alterações na sequência de nucleotídeos que alteram a estrutura de uma proteína e, consequentemente, causam anomalias anatômicas e fisiológicas.

É possível, também, descobrir a doença antes do início dos sintomas, identificar mutações, evitar o agravamento e até mesmo a transmissão para os descendentes do portador. Esses avanços só se tornaram possíveis graças ao Projeto Genoma, iniciado em 1990, nos Estados Unidos, com um financiamento inicial de 50 bilhões de dólares. A pesquisa durou 15 anos e sequenciou as amostras de DNA de 21 doadores, homens e mulheres, de diferentes grupos étnicos ao redor do mundo.

Essa mistura permitiu a formação de um banco de dados com muitas informações sobre as diferenças entre os indivíduos de uma mesma espécie. A partir desses dados, tornou-se possível, por exemplo, saber o que "há de errado" no DNA de uma pessoa. E mais: abriu caminho para uma medicina mais personalizada, permitindo aos cientistas examinarem até que ponto a resposta de um paciente a um medicamento é determinada pelo seu perfil genético, por exemplo. Agora os testes genéticos podem ser usados para diagnosticar e confirmar doenças, mesmo se a pessoa não sentir nada, o que é a base da medicina do futuro: evitar que a doença venha a se estabelecer e não mais tratar os sintomas depois de já estabelecida.

A evolução dos testes de DNA tem permitido à medicina avançar muito rapidamente na prevenção de doenças e mutações, até bem pouco tempo inimaginável, como os cânceres de mama, de ovário e de colo. Isso muito antes de os sintomas aparecerem, a partir de estimativas de risco em pessoas que tenham histórico familiar da doença.

Um grande avanço e o maior benefício da área do sequenciamento talvez seja a criação de uma nova disciplina da área da medicina, unindo a farmacologia e a genômica, chamada farmacogenômica. Os pesquisadores da área relacionam as variações na sequência do DNA com as respostas que pacientes dão a determinados medicamentos. Isso vai permitir, num futuro próximo, que os tratamentos médicos e novos medicamentos sejam direcionados especificamente para o paciente.

Os cientistas estão estudando por que cerca de 2,2 milhões de pessoas apresentam fortes reações a um medicamento, enquanto outras não sentem nada. Atualmente morrem mais de 100 mil pessoas todos os anos por causa dessas reações. A culpa pode estar em variações genéticas relacionadas ao metabolismo do remédio. A farmacogenômica vai permitir identificar os genes responsáveis por essa reação diversa e desenvolver medicamentos que evitem o problema.

O que são polimorfismos genéticos?

Outra área estudada é a que chamamos de polimorfismo genético, ligado a variações que aparecem como consequências de mutações no genoma. O genoma humano possui o número estimado entre 30 mil e 35 mil genes, e a sequência do DNA apresenta similaridade de 99,9% entre os indivíduos. Essa diferença de 0,1% se refere a polimorfismos.

A categoria mais básica de polimorfismo é originada a partir de uma simples mutação, quando ocorre uma troca de um nucleotídeo por outro. Esse polimorfismo é conhecido por *single nucleotide polymorphism* (SNP), ou polimorfismo de nucleotídeo único. Mas há várias outras.

Nosso desafio é descobrir o impacto dessas variações genéticas sobre a resposta aos nutrientes, a fim de promover orientações nutricionais personalizadas e conseguir atingir os resultados esperados.

Por exemplo, estudos sobre a interação de gene e nutriente mostraram que o estilo de vida (sedentarismo, somado à ingestão de bebidas alcoólicas, drogas, cigarros etc.), associado ao polimorfismo, pode levar à obesidade. Um estudo realizado com 67 pacientes obesos avaliou a influência da dieta hipocalórica mediterrânea, rica em cereais, frutas, vegetais e azeite, juntamente com a prática de atividade física três vezes por semana. Os resultados indicaram que pacientes portadores homozigotos Lys apresentaram maior redução de peso, índice de massa corporal, circunferência abdominal e pressão arterial quando comparados aos portadores do alelo de risco Asn, do polimorfismo Lys656Asn do gene receptor de leptina (LEPR).

Outro exemplo: o estudo do polimorfismo identificado como rs9939609 do gene FTO indica que pessoas homozigotas (que recebem genes idênticos dos pais para uma determinada característica) para o alelo de risco tendem a comer mais e a ter uma resposta reduzida de fome e saciedade após a refeição em comparação com quem é homozigoto TT ou heterozigoto AT.

Esses estudos deram origem à nutrigenômica, que pesquisa os efeitos dos nutrientes no genoma, buscando entender a maneira como a alimentação regula a expressão de genes. Esse conhecimento pode contribuir para a solução de doenças crônicas, esclarecendo o mecanismo de atuação de componentes dietéticos em nível molecular. Ao mesmo tempo, levou à descoberta dos nutracêuticos (combinação dos termos "nutrição" e "farmacêutica"), alimentos que têm componentes fitoquímicos que podem colaborar para a saúde, prevenção e até a cura de doenças, a partir do perfil genético da pessoa.

Nutrientes que curam: suplementação nutracêutica

Os nutracêuticos podem ser definidos como "suplementos alimentares que contêm a forma concentrada de um composto bioativo de alimento, apresentado separadamente da matriz alimentar e utilizado com a finalidade de melhorar a saúde, em doses que excedem aquelas que poderiam ser obtidas de alimentos".

A nutracêutica pode ajudar a melhorar a qualidade de vida e saúde das pessoas, a partir dos bons hábitos alimentares e do equilíbrio entre quantidade e qualidade. Talvez possa lhe parecer que suplementação nutracêutica e alimentos funcionais são a mesma coisa, mas não são!

Como já citei, os alimentos funcionais, segundo definição do Ministério da Saúde brasileiro e da Agência Nacional de Vigilância Sanitária (Anvisa), são "alimentos que melhoram ou afetam a função corporal, além do seu valor nutricional normal". Esses produtos são, portanto, alimentos completos que podem fornecer benefícios para a saúde. Além disso, reduzem os riscos de doenças, tendo como função nutrir e alimentar o organismo.

Já os nutracêuticos são compostos isolados (e não alimentos completos). Eles podem ser ácidos graxos (como o ômega-3), pigmentos (como o licopeno) ou até mesmo enzimas. Geralmente, são oferecidos na forma de suplementos ou cápsulas para potencializar o efeito.

Para ficar mais clara essa explicação, posso citar como exemplo o nosso famoso ômega-3. Hoje em dia ele é bastante popular; no entanto, a maioria das pessoas não conhece nem a metade de seus benefícios. A ingestão de ácidos graxos de cadeia longa da série ômega-3, ácido eicosapentaenoico (EPA) e ácido docosaexaenoico (DHA), é baixa na maioria das pessoas que consome uma dieta ocidental.

As algas marinhas são capazes de sintetizar os ácidos graxos DHA e EPA, os quais entram na cadeia alimentar marinha. Sabemos que a ingestão regular de peixes tem efeito favorável sobre os níveis de triglicerídeos, pressão sanguínea, mecanismo de coagulação e ritmo cardíaco, na prevenção do câncer (de mama, próstata e cólon) e redução da incidência de arteriosclerose, artrite, depressão e mal de Alzheimer.

Os ácidos graxos ômega-3 são também indispensáveis durante a gestação e para os recém-nascidos por representarem um terço da estrutura de lipídios no cérebro. A carência dessas substâncias pode ocasionar redução da produção de enzimas relacionadas às funções do aprendizado, além de exercer função na retina.

Nas últimas décadas, a alimentação tem contido excessiva quantidade de ômega-6 e pouca quantidade de ômega-3. A dieta ocidental, rica em produtos industrializados, queijos e frituras e pobre em peixes, frutas, verduras e legumes, contribui para que a relação ômega-6:ômega-3 seja de aproximadamente 20:1, quando a OMS recomenda cerca de 5:1.

Esse desequilíbrio pode trazer consequências graves para a saúde, uma vez que o consumo excessivo de gordura ômega-6 pode dar origem à inflamação crônica subclínica, a qual pode aumentar o risco de doenças, como as cardiovasculares, demência, diabetes, doenças autoimunes, problemas de pele e câncer.

As principais fontes de ômega-3 são peixes de água fria (salmão, atum, sardinha e bacalhau). Outras fontes são as oleaginosas, como castanhas, nozes, amêndoas, pistache; nas sementes de linhaça, chia e cânhamo; no camarão e nos frutos do mar; nos vegetais verdes de folha escura, como couve, brócolis e espinafre; em leguminosas, como feijão, soja e ervilha. Atenção: cuidado com a origem do peixe, pois os de cativeiros são pobres em ômega-3.

Outro bom exemplo é a ingestão de alimentos, ou, no caso de deficiência, a suplementação por meio de cápsulas do mineral selênio. Ela ajuda a amenizar os danos causados pelos raios ultravioleta, atua como antioxidante, previne doenças como câncer e aterosclerose, participa do metabolismo dos hormônios da tireoide, ajuda na detoxificação de metais pesados, fortalece o sistema imunológico e melhora a fertilidade masculina. Você encontra selênio na castanha do Brasil, na gema do ovo, na carne de frango cozida, arroz, feijão, alho, repolho etc.

A lista de alimentos funcionais e dos suplementos nutracêuticos é enorme. Temos inúmeras opções, das mais variadas possíveis; no entanto, desaconselho o uso de suplementos sem acompanhamento médico e de um nutricionista. É necessário realizar exames laboratoriais, para identificar exatamente se há alguma deficiência vitamínica e/ou de minerais e as doses mais adequadas.

Muitos me questionam se há algum tipo de restrição. A princípio, não existe contraindicação para a maioria desses alimentos/suplementos, a menos que a pessoa tenha identificado algum tipo de intolerância ou alergia. Entretanto, apenas um profissional da saúde vai saber indicar exatamente que nutracêutico determinado paciente poderá utilizar para garantir os seus benefícios ao organismo.

Só por meio de exames dá para saber quais são as necessidades nutricionais de uma pessoa. Mesmo quem tem um alto padrão de saúde, dieta equilibrada e devidamente balanceada e pratica seus exercícios físicos regularmente pode necessitar de suplementos vitamínicos, minerais, micronutrientes, ácidos graxos poli-insaturados, antioxidantes etc.

A medicina preventiva preconiza que, mesmo não "sentindo nada", é bom fazer um exame e verificar sua situação nutricional, porque, hoje em dia, não são apenas as nossas escolhas alimentares que contam, mas principalmente a qualidade do que comemos. Os alimentos, mesmo naturais, nem sempre têm presentes as vitaminas e os minerais nas quantidades que tinham no passado – e essa deficiência se agrava em nosso organismo ao longo dos anos.

A culpa disso é o progressivo empobrecimento do solo ao longo de séculos de exploração inadequada, que tem obrigado, cada vez mais, o uso de adubos, agrotóxicos e pesticidas. Um estudo da Universidade Federal de São Paulo (UNIFESP) revelou que o solo brasileiro, por ser de origem cristalina, é antigo, desgastado e exaurido, que contém menos de 25% da quantidade mínima de nutrientes necessária para formar os alimentos.

A pesquisa mostra, sobretudo, que "o problema se agrava pelo uso constante, sem descanso, indo além do que o solo é capaz de suportar, constituindo-se em ameaça à sustentabilidade da agricultura e sendo responsável pela perda ou pela diminuição do potencial produtivo do solo". Então, mesmo consumindo produtos naturais, escolhendo aqueles que têm os melhores nutrientes para a sua família, ficamos aquém do necessário, porque o solo onde esses produtos são plantados está esgotado e não tem capacidade de doar os nutrientes necessários.

Para piorar a situação, muitas pessoas optam por refeições práticas nem um pouco saudáveis, o que torna a suplementação quase obrigatória para o bom funcionamento do nosso corpo.

Estresse: o vilão da sociedade moderna

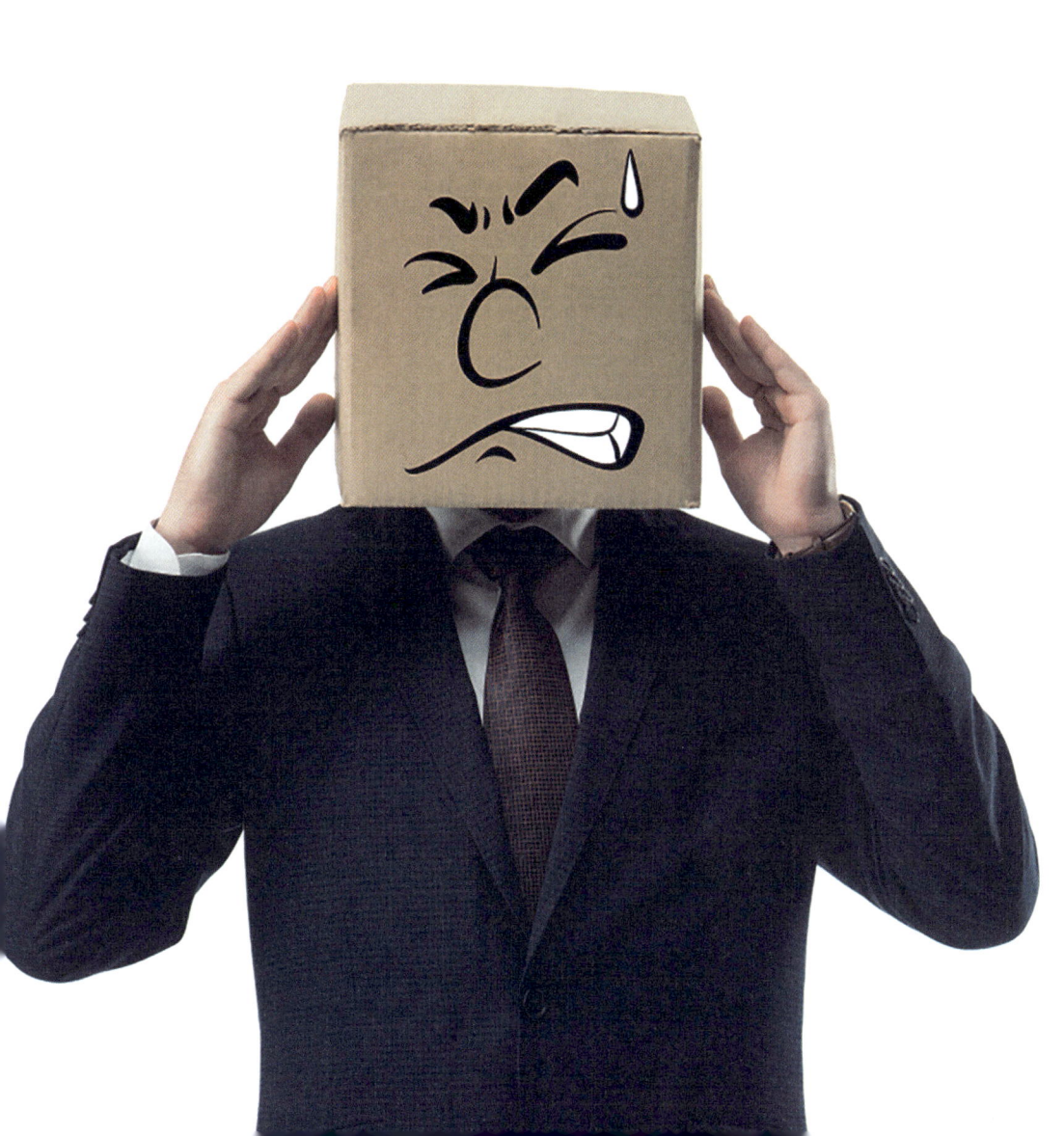

Considero este tópico de extrema relevância, não apenas pelo fato de o estresse já ser considerado uma epidemia mundial, mas também por ele ser um fator causal e agravante de diversas doenças. Peço aos meus amigos leitores a licença para me reportar mais uma vez aos meus colegas médicos e também contar-lhes minha relação com o estresse em um momento muito conturbado da minha vida.

Nós, médicos, vivemos sob um nível elevadíssimo de estresse dia após dia, ano após ano ou década após década. É a tal da expressão: "Em casa de ferreiro o espeto é de pau". A expressão diz que, geralmente, quem pratica uma profissão no dia a dia acaba não tendo seus próprios serviços. O ferreiro faz espetos o dia todo, a semana inteira, e, no fim de semana, acaba usando um bambu para o seu churrasco, porque não teve tempo e/ou paciência para fazer um de ferro para a sua casa. Ou, às vezes, faz um espeto para si com tanto capricho, que fica tão bonito, que alguém vê, gosta e acaba comprando. E ele volta para o bambu.

Essa analogia pode ser aplicada a nós. Tratamos de todos o tempo todo, passamos 24 horas por dia preocupados com a saúde de nossos clientes, porém muitas vezes nos esquecemos de nós mesmos.

Uma pesquisa realizada por doutorandos da Faculdade de Medicina da Universidade de São Paulo (USP), no fim da década de 1990 (esse é outro detalhe, não existem muitas pesquisas sobre nós mesmos), constatou que os médicos não cuidam da própria saúde.

Os pesquisadores acompanharam 183 profissionais, entre médicos, engenheiros e advogados, que estiveram internados no Instituto do Coração (Incor), em São Paulo, em 1995. Constataram que a taxa de mortalidade entre os médicos, nas primeiras 48 horas de internação, era cinco vezes maior que entre os demais profissionais.

Para a psiquiatra Alexandrina Meleiro, que comandou a pesquisa na época, essa é a prova de que os médicos negligenciam a própria saúde: "Esse índice mostra que, quando o médico chega ao hospital, ele se arriscou tanto e a situação é tão grave que já não é possível fazer mais nada".

Os dados mostram também que somos praticantes inveterados do "faça o que digo, mas não o que faço". Segundo a pesquisa, nós, médicos, somos os profissionais que menos seguem à risca a prescrição médica (20,8%, contra 90,3% de advogados e 84,5% dos engenheiros), e somos os que mais têm dificuldade em mudar os hábitos de vida depois do infarto – isso, claro, quando sobrevivemos, porque somos onipotentes.

Um ser onipotente é aquele que não precisa de ninguém, que é poderoso em todos os sentidos. Esse é um sentimento comum quando o assunto é a nossa própria saúde. E essa é uma ideia fácil de ser entendida. Afinal, quando qualquer pessoa sente uma dor ou tem qualquer problema de saúde, procura um médico. Nós não pensamos que precisamos fazer isso. Quando temos um problema de saúde, sabemos o que é, a gravidade, a extensão, as consequências e, principalmente, a medicação.

Sim, recomendamos que ninguém se automedique e inúmeras vezes nos automedicamos. Participamos anualmente de campanhas publicitárias orientando a população sobre os perigos da automedicação (estudos mostram que mais de 90% da população usa remédios sem consultar um médico), mas não vamos ao médico quando temos uma dor. Subestimamos essa dor, muitas vezes até ser tarde demais.

E você sabe, quando analisadas a qualidade de saúde e a expectativa de vida de todos os profissionais liberais, qual foi o pior resultado? Pois é: a pior saúde de todos os profissionais foi a dos médicos.

O Departamento de Medicina Preventiva da Universidade Federal de São Paulo (Unifesp) pesquisou causas de mortes de médicos, ocorridas no estado, entre os anos de 2000 e 2009. Foram registradas 2.927 mortes, 29,7% por problemas no aparelho circulatório; 27,9% por cânceres; 10,7% de doenças do aparelho respiratório; 8,9% pelas chamadas causas externas.

Entre os homens, o câncer de pulmão (18% dos óbitos) foi a neoplasia que mais contribuiu para os óbitos, seguida do câncer da próstata (12%) e de cólon e de reto (11%). Entre as médicas, o câncer de mama foi responsável por 30% dos óbitos em que as neoplasias foram a causa básica, seguido do câncer de cólon e de reto (10%) e de pulmão (9%). Acidentes automobilísticos (incluindo os atropelamentos) contribuíram com quase 40% das mortes por causas externas em ambos os sexos.

Os suicídios representam a segunda causa de morte dos profissionais médicos entre as causas externas e foram mais frequentes entre as mulheres. E é para essa questão que eu queria chamar a atenção.

Nos Estados Unidos, a estimativa é que pelo menos um médico tire a própria vida a cada dia. A taxa de suicídio entre médicos naquele país é de 28 a 40 a cada 100 mil; isso é mais que o dobro da média encontrada para outras profissões. Na população em geral, a média é de 12,3 suicídios a cada 100 mil habitantes.

Sabe-se que entre 85% e 90% das pessoas que cometem suicídio contam com alguma doença psiquiátrica. Infelizmente, boa parte dos médicos não procura tratamento, mesmo que os sintomas de depressão estejam presentes em 12% dos médicos e 19,5% das médicas.

Outro estudo com residentes americanos apontou que o suicídio foi a principal causa de morte entre os residentes do sexo masculino e a segunda causa entre as residentes mulheres. O maior risco foi apontado nos primeiros anos da residência. Entre estudantes, a taxa de desenvolvimento de depressão é de 15% e, entre residentes, o número sobe para 30%. As hipóteses de dificuldade de transição entre faculdade e residência, as cobranças por resultados e a carga de trabalho foram as causas que mais pesaram para esse tipo de situação.

Nós, médicos, somos humanos, como os nossos clientes, apesar de muitas vezes nos esquecermos disso. Das muitas características inerentes à nossa profissão, a principal, talvez, seja a velha desculpa da falta de tempo. Tempo é uma questão de prioridade. Médico não tem tempo, a não ser para trabalhar. São horas de plantões em centros cirúrgicos, laboratórios e consultórios. Essa multiplicidade de papéis, além da convivência constante com a dor alheia e a necessidade de se capacitar constantemente, torna-nos dos profissionais mais sujeitos ao desconforto psicológico, o qual leva à síndrome de *burnout*.

A síndrome de *burnout* é um estado físico, emocional e mental de exaustão extrema, resultado do acúmulo excessivo em situações de trabalho que são emocionalmente exigentes e/ou estressantes, que demandam muita competitividade ou responsabilidade. A principal causa da doença, conhecida também como "síndrome do esgotamento profissional", é justamente o excesso de trabalho.

Os sintomas são fadiga excessiva, física e mental; dor de cabeça frequente; alterações no apetite; insônia; dificuldade de concentração; alterações repentinas de humor; isolamento; pressão alta; dores musculares; problemas gastrintestinais; alteração nos batimentos cardíacos, podendo se manifestar já na faculdade. Um estudo publicado no Journal of the American Medical Association (JAMA) mostrou que, já no segundo ano de faculdade, 45% dos residentes relataram sintomas de *burnout* e 14% arrependimento na escolha da carreira.

Depois de formados, a prevalência de sintomas de *burnout* entre os médicos é de 48,8%, o que é 20% superior a todos os demais trabalhadores dos EUA (média de 28,4%, segundo dados de 2014). No Brasil, o *burnout* atinge cerca de 40% dos médicos por vários fatores: jornada de trabalho estressante por alta carga de dedicação semanal, baixa remuneração, interferência de planos de saúde em suas condutas, condições de trabalho ruins no setor público e ausência de margem mínima de erro, além de constantes ameaças de processos e agressões contra os médicos.

Além disso, a síndrome pode ter associação a quadros de depressão, ansiedade, dependência química e suicídio, deteriorando as relações profissionais, pessoais e familiares, podendo levar o médico a um aumento considerável de erros profissionais com prejuízos para toda a sociedade.

Segundo dados (base 2017) do 2º Anuário da Segurança Assistencial Hospitalar, feito pelo Instituto de Pesquisa da Faculdade de Ciências Médicas de Minas Gerais (Feluma) e pelo Instituto de Estudos de Saúde Suplementar (IESS), a cada uma hora, seis pessoas morrem por "eventos adversos graves", ocasionados por erros, falhas assistenciais ou processuais ou infecções nos hospitais brasileiros. Desses óbitos, quatro poderiam ser evitados com a realização dos procedimentos corretos.

No ano da pesquisa, 54,76 mil mortes foram causadas pelos chamados eventos adversos graves, que incluem septicemia (infecção generalizada), pneumonia, infecção do trato urinário, infecção do sítio cirúrgico, complicações com acessos, dispositivos vasculares e outros dispositivos invasivos, lesões por pressão, erro no uso de medicamentos e complicações cirúrgicas, como hemorragia e laceração.

O estudo sugere que 36,17 mil mortes poderiam ter sido evitadas se as condições de trabalho dos profissionais de saúde fossem melhores. O médico trabalha tanto, em primeiro lugar, porque ama o que faz; em segundo, porque ganha pouco. Recebe pouco por cada um dos seus procedimentos e tem de trabalhar mais e mais para alcançar e manter um certo padrão de vida.

Um exemplo? Não há médico de meio expediente. Geralmente o médico é contratado pelos hospitais para exercer a profissão por 30 horas por semana, o que, na prática, significa dois plantões e meio no pronto atendimento. Mas a rotina profissional não se restringe às horas dedicadas ao hospital. Geralmente o médico atende outras 30 horas por semana no consultório e exerce atividades em empregos paralelos, o que em alguns casos pode chegar à média de 14 horas por dia de trabalho, 7 dias por semana (não há essa de sábado e domingo). Enfim, é exaustivo e estressante.

E o estresse é outro dos problemas que nos afetam de forma devastadora, porque leva a diversos outros problemas de saúde. Falo isso de cátedra porque senti os efeitos avassaladores do estresse. E, quando falo "na pele", estou sendo literal. Meu nível de estresse chegou a tal ponto que desenvolvi vitiligo.

O vitiligo é uma doença que provoca perda de coloração da pele. As lesões formam-se devido à diminuição ou à ausência de melanócitos (células responsáveis pela formação da melanina, pigmento que dá cor à pele) nos locais afetados. É uma doença autoimune em resposta ao estresse e à tristeza.

Você acha que minha mente estava saudável, para ter vitiligo? Claro que não! Precisei me reinventar, equilibrando meus pilares (vou falar sobre isso mais à frente) para conseguir estacionar a doença e ficar saudável e feliz novamente.

A essa altura, você pode pensar: "Nossa, medicina é uma profissão difícil! Os médicos sofrem". A gente tende a olhar para os problemas dos outros sem olhar para os nossos. Fizemos um juramento e precisamos estar comprometidos com quem nos confia a saúde.

A verdade é que o estresse é uma doença que atinge 90% da população mundial, segundo a OMS. No Brasil, esse número é um pouco menor: cerca de 70% dos brasileiros sofrem com estresse, e 30% estão relacionados ao estresse no trabalho. Seja qual for o motivo, o estresse é uma situação que perturba o equilíbrio e pode desencadear uma série de doenças, inclusive crônicas.

Esse também não é um problema da atribulada vida contemporânea. O termo foi criado em 1936 pelo fisiologista canadense Hans Selye para designar "o conjunto de reações orgânicas, em resposta a estímulos internos e/ou externos, que podem ser tanto de ordem física quanto psíquica", conforme a definição clássica. A palavra em si significa "pressão", "insistência"; estar estressado significa estar "sob pressão", ou "estar sob ação de estímulo insistente".

Uma pesquisa realizada pelo Instituto de Psicologia e Controle do Stress (IPCS) apontou que os brasileiros consideram como maior fonte de estresse os relacionamentos (familiares, amorosos, com colegas e chefes), seguidos de dificuldades financeiras e de sobrecarga de trabalho em segundo e terceiro lugar, respectivamente. Além disso, viver situações consideradas traumáticas ou completamente desconhecidas também pode ser gerador de estresse.

Existem diversas definições para estresse, mas, de maneira geral, todas convergem para um ponto comum – a ativação do eixo HHA (hipotálamo-hipófise-adrenal) para a restauração da homeostase.

Uma mudança na medicina foi o entendimento de que muitas das doenças e acúmulo de danos podem ser causadas ou agravadas pelo estresse. Desde então, o estresse é tido como fator de risco para inúmeras patologias que afligem as sociedades humanas.

O estresse mexe com todo o nosso corpo e provoca diversas reações e doenças. A explicação é que a reação exagerada do organismo às pressões do dia a dia provoca alterações morfofisiológicas e moleculares. A definição mais comum é que seja um conjunto de reações do corpo em resposta a algum fator que esteja desencadeando um desequilíbrio do organismo. É uma reação fisiológica ancestral do organismo sem a qual nós, nem os outros animais, teríamos sobrevivido.

Os estudos mostram que existimos porque nossos ancestrais se estressaram, isto é, liberavam uma série de mediadores químicos que provocavam reações fisiológicas para que, diante do perigo, enfrentassem a fera ou fugissem. Exemplo: se nosso antepassado das cavernas não reagisse imediatamente ao se deparar com uma fera faminta – reação de luta ou fuga –, não teria deixado descendentes. Essa reação era fundamental para a sobrevivência.

Hoje em dia o perigo é outro; enfrentamos outros tipos de estressores. Um novo emprego, ou insatisfação no trabalho atual, divórcio, doença crônica na família, o período de provas da escola ou faculdade, a necessidade de reconhecimento no trabalho, uma carga de trabalho excessiva, muitos plantões (no caso dos profissionais de saúde em geral), barulho e dificuldade financeira podem desencadear o estresse.

Quando uma pessoa está estressada, diversos sinais são facilmente detectados:

- Ansiedade;
- Dificuldade para dormir ou sono excessivo;
- Sensação constante de cansaço;
- Medo;
- Tensão nos músculos;
- Dificuldade para concentrar-se;
- Problemas de memória;
- Alterações de humor;
- Diminuição da produtividade;
- Depressão;
- Irritabilidade.

Esse conjunto de fatores, segundo a American Psychiatric Association, provoca três tipos de estresse: o agudo, o episódico e o estresse crônico. Além destes, há o transtorno do estresse pós-traumático (TEPT), que acomete a pessoa quando ela passa por algum trauma violento, como um assalto, um acidente. O estresse agudo é uma reação instantânea do corpo a um acontecimento.

Os sintomas da reação aguda ao estresse passam, em grande parte, pelos sintomas ansiosos, como:

- Dor de cabeça tensional;
- Dor nas costas;
- Dor na mandíbula;
- Dores musculares em geral;
- Azia;

- Flatulência;
- Diarreia;
- Palpitações cardíacas;
- Aumento de pressão;
- Suor nas mãos.

Já o estresse agudo episódico é parecido, porém mais perene, e acontece quando os estímulos que causam as reações agudas ao estresse se repetem com frequência. Os problemas que provocam também são mais prolongados:

- Dores de cabeça tensionais persistentes;
- Enxaquecas;
- Hipertensão;
- Dor no peito;
- Doenças cardíacas.

Quando uma pessoa fica continuamente sob estresse por longos períodos, este pode se tornar crônico, provocando problemas físicos e emocionais, como:

- Fadiga;
- Falta de vitalidade;
- Mal-estar;
- Esgotamentos mental e físico;
- Dificuldade em relaxar e descansar;
- Desânimo;
- Tristeza;
- Sensação de fracasso;
- Dificuldade de sentir prazer;
- Alteração do sono.

Ao perceber a persistência de alguns desses sintomas, é preciso ficar alerta. Algumas medidas simples podem ajudar a diminuir o estresse, como atividades físicas, uma boa qualidade do sono e mais momentos prazerosos, sozinho(a) ou em família.

Seja você médico(a), ou não, jamais deixe que a situação fuja do controle. Se não for tratado, o estresse pode desencadear problemas como hipertensão, enxaqueca, infarto agudo do miocárdio, câncer, diabetes etc.

É fundamental o gerenciamento do estresse. Evite as situações que o(a) deixem estressado(a); se não for possível controlar sozinho(a), busque ajuda profissional. O estresse é responsável por 80% das consultas médicas em todo o mundo e um dos principais fatores responsáveis pelo envelhecimento precoce. E, pior, leva à depressão.

A depressão é uma doença que pode afetar pessoas de todas as idades, incluindo crianças e idosos. Segundo a OMS, mais de 300 milhões de pessoas em todo o mundo sofrem da doença, que pode ser uma condição de saúde muito grave, especialmente quando classificada com intensidade moderada ou severa. Nos piores cenários, pode levar ao suicídio, a segunda maior causa de morte em jovens de 15 a 29 anos em todo o mundo. Diversos fatores podem contribuir para o aparecimento da depressão, e os três mais comuns são predisposição genética, eventos traumáticos (um acidente, um assalto) e, como acabamos de citar, o estresse crônico. Explicando de modo mais simples, entre outras alterações na depressão, ocorre diminuição nos níveis da serotonina, neurotransmissor essencial na comunicação entre os neurônios, que ajuda a produzir sensações de bem-estar vitais para o bom funcionamento do organismo.

Quando o corpo identifica a falta da serotonina no cérebro, as transmissões de impulsos elétricos ficam prejudicadas e, com o tempo, surgem reações em cadeia. A escassez desse neurotransmissor pode interferir no humor, no sono, na alimentação, na vida sexual e na produtividade do indivíduo. A pessoa pode apresentar os seguintes sintomas: irritabilidade, distúrbio do sono, cansaço, procrastinação, falta de vontade de fazer as atividades cotidianas e até prazerosas (sexo, inclusive), ou precisa de um esforço extra para fazer as tarefas do dia a dia, choro fácil ou apatia, falta de memória e de concentração etc.; em casos graves, pode levar à morte.

Um estudo publicado no European Journal of Preventive Cardiology, que avaliou mais de 57 mil pessoas, mostrou que os estressados e depressivos apresentaram um risco de mortalidade 46% maior que os demais. Esse prognóstico, aliás, já havia sido feito em 2013 pela OMS. Segundo alerta da época, a depressão se transformaria no maior gatilho para a morte e incapacitação nos próximos anos, associando-se a infarto e a acidente vascular cerebral. Uma informação que merece reflexão: a OMS alertou que a partir de 2030 devemos ter a depressão e o estresse como principais causas de óbitos no mundo!

Precisamos nos disciplinar e aprender a ter tempo para lidarmos melhor com o estresse. Um bom exercício para fazer o tempo render mais é utilizar a "técnica de *pomodoro*" (no caso, tomate, em italiano), que foca em produtividade. Já ouviu falar?

Essa técnica foi criada pelo italiano Francesco Cirillo em 1988. Ele é o fundador e diretor da Cirillo Consulting, firma de consultoria de negócios com sede em Berlim, na Alemanha, que trabalha com algumas das maiores empresas do mundo. A sua técnica de gestão de tempo foi adotada por especialistas em produtividade em inúmeros países e já conta com mais de dois milhões de utilizadores em todo o mundo.

Inspirado em um cronômetro em forma de tomate que tinha na cozinha, Cirillo descobriu que, fatiando o tempo, como se fosse o legume, dava para aproveitar melhor cada segundo sem se distrair, sem se cansar e produzir mais.

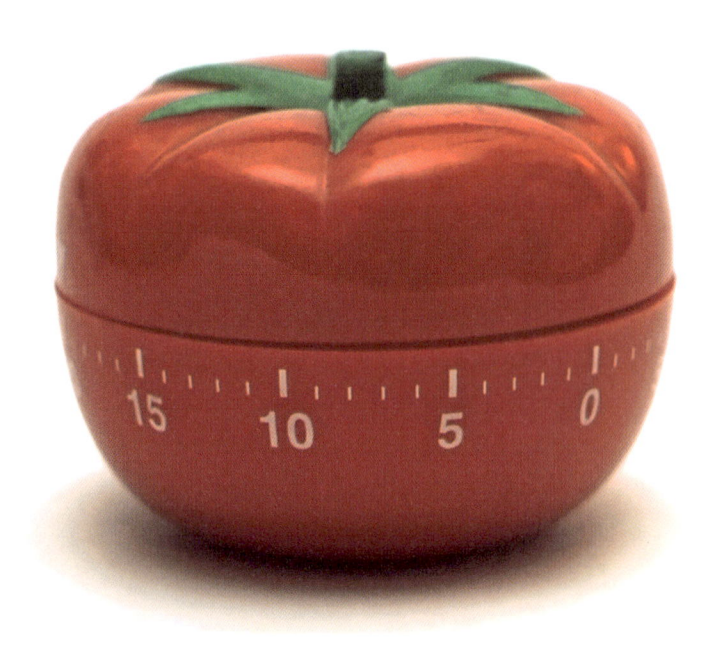

A técnica consiste em trabalhar com períodos de 25 minutos de foco total na tarefa, sem interferências externas, intercalados com pausas de 5 minutos para descanso ou entretenimento, com algo que não esteja relacionado com a tarefa a ser realizada. Após quatro ciclos de 25 + 5 minutos, realiza-se uma pausa maior, de 30 minutos.

Para fazer isso, você precisa de um medidor de tempo (ampulheta, relógio, cronômetro, celular ou o que preferir), lápis e papel (ou um aplicativo de gerenciamento de projetos) e sua lista de tarefas, organizada em ordem de importância.

Marque 25 minutos no medidor, escolha a primeira tarefa de sua lista e comece a trabalhar nela, bem focado(a), até que seu medidor de tempo avise que é hora de parar. Caso alguma interrupção que não pode ser deixada de lado apareça, não pare o que está fazendo; apenas anote e volte rapidamente à sua tarefa.

Ao terminarem os 25 minutos, faça uma marca em sua lista e descanse de 3 a 5 minutos. Volte à tarefa (se ela não terminou), ou comece outra e foque nela, da mesma maneira de antes. Continue até completar quatro fatias do seu tomate, pare e descanse por meia hora.

O segredo por trás da técnica de *pomodoro* está no reforço positivo, isto é, pequenas premiações pelo seu esforço em ficar focado na tarefa por 25 minutos, sem se distrair. Por isso, é importante que nesses 5 minutos entre cada tarefa você faça coisas divertidas e relaxantes. Pode ser ouvir música, meditação ou, é claro, o preferido de muita gente: dar uma olhada nas redes sociais. Mas não exagere, pois esse hábito pode aumentar a ansiedade.

Perceba que a cada duas horas, mais ou menos, você também descansa por 30 minutos. Aproveite esse tempo ao máximo. Caso não se sinta premiado(a) pelas suas duas horas de trabalho (com pequenos intervalos de folga), a técnica não vai funcionar plenamente. Seu cérebro precisa entrar nessa sintonia e nesse ritmo para saber que, se ele der duro, logo terá uma recompensa.

Com mais foco e concentração durante aqueles 25 minutos, você faz o possível para aproveitar cada segundo e, como descansará regularmente, não fica cansado(a) nem estressado(a), o que facilita ainda mais ficar focado(a).

A técnica de *pomodoro* é um tipo de círculo virtuoso: quanto mais se concentra, mais ganha intervalos de descanso, que lhe recarregam as baterias para conseguir focar no trabalho por mais 25 minutos de muita produtividade. No começo essa forma de gerenciamento de tempo parece difícil e cansativa, mas é como aprender a dirigir. Cirillo afirma, no seu livro, que a técnica oferece vários pontos positivos:

• Aumenta o foco e a concentração, por meio da redução das interrupções;
• Aumenta a conscientização das decisões;
• Aumenta a motivação e a mantém constante;
• Reforça a determinação para atingir os objetivos;
• Melhora o processo de trabalho ou estudo;
• Reforça a determinação de continuar a aplicar-se em face de complexas situações;
• Alivia a ansiedade.

Agora quero que dê uma parada e reflita sobre o seu tempo e a importância que ele tem para você. Li um texto sobre como perceber a importância do tempo e gostaria de compartilhá-lo contigo:

• Para você perceber o valor de 1 ano, pergunte a um estudante que repetiu o ano;
• Para perceber o valor de 1 mês, pergunte para uma mãe que teve o seu bebê prematuramente;
• Para perceber o valor de 1 semana, pergunte a um editor de jornal semanal;
• Para perceber o valor de 1 hora, pergunte aos namorados que estão esperando para se encontrar;
• Para perceber o valor de 1 minuto, pergunte a uma pessoa que perdeu o ônibus;

- Para perceber o valor de 1 segundo, pergunte a uma pessoa que conseguiu evitar um acidente;
- Para perceber o valor de 1 milésimo de segundo, pergunte a alguém que conquistou (ou perdeu) a medalha de ouro em uma Olimpíada.

É preciso entender a importância do tempo antes de aprender a geri-lo. Não é encontrar novas maneiras de trabalhar mais, ou espaços na agenda, mas fazer uma gestão das horas do dia, para nos sobrar tempo para viver alguma atividade prazerosa.

Dicas para o gerenciamento do estresse

Não assuma mais tarefas que sua capacidade de execução: a maioria de nós assume mais tarefas do que poderia (ou deveria), e isso resulta em estresse. Aprenda a delegar e entenda que, ao fazer isso, você não está fugindo das suas responsabilidades. Delegar, aliás, é uma função importante de quem tem cargos de gerência ou liderança. Aproveite e dê mais responsabilidades aos seus subordinados ou a outras pessoas da sua equipe, sempre respeitando suas habilidades e seus conhecimentos.

Priorize o que fazer durante o dia: antes de começar seu dia, faça um *checklist* das tarefas que irá executar durante o dia, classificando-as pela ordem de importância. Primeiro as que precisam da sua atenção imediata; depois as que têm de ser terminadas naquele mesmo dia, assim até as que podem esperar um pouco mais. Lembre-se de separar tempo para você (para fazer a leitura de um livro, um filme, algo que lhe dê prazer), para sua família, e também para uma atividade física.

Cumpra sua agenda: tenha uma secretária ou um simples aplicativo, cumpra o que está agendado, dentro dos horários estipulados.

Evite procrastinar: se você é um profissional atarefado, evite a todo custo a procrastinação. De maneira geral, procrastinar é quando ficamos adiando algo que temos de resolver, deixando para lidar com a situação depois. Isso pode comprometer a qualidade do que é entregue ou até mesmo impedir o cumprimento das obrigações. A melhor forma de evitar isso é fazendo o *checklist* diário, priorizando e executando as atividades conforme a programação.

Defina os prazos: assim que assumir uma tarefa, defina um prazo realístico e mantenha-se nele.

Evite fazer mil coisas ao mesmo tempo: o ser humano faz melhor suas atividades quando foca e se concentra em uma coisa de cada vez. Ser multitarefas pode sabotar sua produtividade.

Comece cedo: você já deve ter lido isto em algum lugar: a maioria dos homens e das mulheres de sucesso começa seus dias cedo. Assim, essas pessoas têm mais tempo para se sentar, pensar e planejar as próximas horas. Acordar cedo pode deixá-lo(a) mais calmo(a), criativo(a) e com a mente mais livre para pensar no dia que está por vir. Estudos mostram que, conforme o dia passa, o nível de energia diminui, o que afeta a produtividade e, por consequência, sua *performance* no trabalho. Trabalhar até altas horas não significa produtividade; significa que você trabalha muito tempo, talvez até perdendo tempo em tarefas poucos eficazes.

Faça pausas: quando você achar que está em um beco sem saída, ou quando olhar para as diversas abas abertas de seu computador e não saber mais onde clicar, permita-se uma pausa. Vá pegar um café, um copo de água, troque ideias com um colega ou escute uma música.

Aprenda a dizer não: talvez essa seja a regra de ouro e aquela que deve ser adotada por todos. Caso já se veja sobrecarregado(a), saiba dizer um "não" de maneira educada, explicando seus motivos. Antes de sair pegando todas as tarefas ou projetos que passarem pela sua frente, lembre-se de seu *checklist* e dos horários previstos em sua agenda. Existe algo lá que pode ser removido para uma nova tarefa? Se não, diga não.

Para finalizar – evite se estressar: o estresse ocorre quando aceitamos mais do que somos capazes de aguentar ou de dar conta no nosso dia.

Para finalizar este capítulo, uma mensagem a meus colegas médicos: só podemos oferecer aquilo que temos. Como podemos oferecer saúde se não a temos? Como podemos orientar nossos clientes para que tenham uma vida saudável se nossas vidas são caóticas? Cuidemos gentilmente de nós mesmos, reequilibrando todos os nossos pilares (corpo, mente e espiritualidade), para, assim, cuidarmos dos nossos clientes com muita alegria e amor.

a mente

"A lei da mente é implacável, o que você pensa, você cria; o que você sente, você atrai; o que você acredita, torna-se realidade."

Buda

O poder da mente

Muitos de nós conhecemos o poder da mente para curar o corpo, porque já vimos casos de pessoas que tiveram um problema de saúde, muitas vezes com bom prognóstico inicial, e, apesar dos melhores cuidados, adoeceram e morreram. Também vimos pessoas com doenças potencialmente fatais, desenganadas pelos médicos, contudo, retomaram sua saúde para desfrutar uma vida longa, saudável e produtiva.

A maioria dos casos de cura do corpo por meio da mente é subestimada por membros da classe médica, porque eles vão contra a visão dominante de que agentes externos, como medicamentos, radiação e cirurgia, são os fatores determinantes na recuperação da saúde.

A crença de que a cura ocorre principalmente de dentro para fora ainda é incompressível. Como eu já disse, o modelo cartesiano é limitado. Comumente tenta-se tratar o efeito quando o foco deveria ser tratar a causa da doença.

Felizmente uma nova geração de médicos tem surgido, com uma visão mais integralista e aberta a novos conceitos, estudos e novas soluções da medicina.

Uma grande aliada foi a psiconeuroimunologia (PNI) ou psiconeuroendocrinoimunologia (PNEI), que é o estudo das interações entre comportamento e os sistemas nervoso, endócrino e imunológico do corpo humano. A PNI adota uma abordagem interdisciplinar, incorporando psicologia, neurociência, imunologia, fisiologia, genética, farmacologia, biologia molecular, psiquiatria, medicina comportamental, doenças infecciosas, endocrinologia e reumatologia. Essa ciência surgiu após a percepção de que o sistema imunológico não trabalha de forma autônoma, como inicialmente suposto. As substâncias mais frequentemente envolvidas são os antígenos e as citocinas, neurotransmissores e hormônios em geral.

Estudos atuais mostram muitas evidências que revelam as comunicações bidirecionais entre os sistemas neuroendócrino, neurológico e imunológico, demonstrando que uma variedade de estressores físicos e psicossociais pode alterar a resposta imune através dessas conexões.

A conexão mente-corpo é alvo de vários estudiosos, como a pesquisadora Candace B. Pert, da Universidade de Georgetown, em Washington (Estados Unidos), que recentemente publicou um livro com base em suas pesquisas, as quais confirmam que a mente e os sentimentos têm um efeito poderoso sobre a saúde, principalmente porque nos dá uma visão sobre a unidade da matéria, do espírito, do corpo e da alma.

A pesquisadora defende um novo paradigma para a fisiologia, em que a mente e o corpo são um só, afirmando que o nosso subconsciente é o nosso corpo e assim explica a eficácia das terapias corporais.

A primazia da consciência sobre a matéria é um conhecimento muito antigo no Oriente, e hoje, com os avanços da física quântica e de outras áreas da ciência, o Ocidente também está descobrindo isso. Candace afirma que a chave para a consciência são as emoções, determinando a cada minuto o que você experimenta, o que você sente e até quem você é.

Vamos falar sobre nossas emoções e estado de espírito. Rir é o melhor remédio! É pertinente citar esse velho ditado, pois, acredite, ele faz muito sentido na ciência.

Um exemplo da influência das emoções sobre o organismo vem da Universidade Loma Linda, na Califórnia. Pesquisadores da Escola de Medicina da universidade descobriram que rir faz aumentar a produção e a atividade das células de defesa. O riso, segundo a pesquisa, pode também ser um recurso terapêutico para mudar o estado emocional de pacientes e familiares em casos de doenças graves.

Outro estudo na mesma linha, do Hospital Universitário Maria Aparecida Pedrossian (Humap), da Universidade Federal de Mato Grosso do Sul (UFMS), diz que, a cada sorriso, o cérebro é induzido a produzir e liberar mais endorfina e serotonina.

A endorfina é uma substância natural (neuro-hormônio) produzida pelo cérebro (glândula hipófise), no SNC, trato gastrintestinal e plaquetas, que ajuda a equilibrar o humor e dá um impulso benéfico para a vida sexual, apetite, sono, memória, aprendizagem e temperatura.

Estudos recentes apontam que a endorfina pode ter um efeito sobre áreas cerebrais responsáveis pela modulação da dor. Por essa razão, diversos recursos utilizados nos tratamentos e na reabilitação de dores e lesões realizados pela fisioterapia, por exemplo, a TENS (eletroestimulação neural transcutânea), baseia-se na liberação de endorfina para a promoção de analgesia (melhora da dor).

Como pertence às morfinas naturais do corpo, um tipo de hormônio analgésico que interfere na maneira como o sistema nervoso entende e sente as dores, a endorfina atua nas células nervosas, nos faz sentir menos dor, por exemplo. Além disso, ajuda a controlar a resposta do corpo ao estresse. Pesquisas apontam potencial para inibir o crescimento de células cancerígenas e equilibrar a produção de outros hormônios.

Já a serotonina é um neurotransmissor conhecido como o "mensageiro" do sistema nervoso (já falamos dela), que serve para regular o sono, o apetite, a temperatura do corpo, os movimentos e, principalmente, coordenar as funções intelectuais fundamentais. Também é capaz de controlar emoções, influenciar habilidades motoras, trabalhar no processo digestivo e fluxo sanguíneo e mediar as funções fisiológicas importantes, como os movimentos peristálticos, a manutenção da circulação sanguínea e a integridade cardiovascular.

Além de garantir boas doses de endorfina e serotonina, proporcionando bem-estar, uma boa risada ainda traz vantagens para todo o corpo:

Aumenta a imunidade: além de colaborar com a produção das células NK, as boas gargalhadas aumentam a quantidade de saliva, que também é benéfica para a imunidade. O sistema imunológico do nosso organismo é um conjunto de células, proteínas, tecidos e órgãos que nos defendem de agentes externos, como vírus e bactérias. Ele forma a primeira linha de defesa, que visa manter o microrganismo fora do corpo, e com essa finalidade foi desenvolvida uma série de defesas externas.

Sistema cardiovascular: a risada expande as artérias, libera o ar, estimula o trabalho do diafragma e das cordas vocais, entre outros estímulos que beneficiam o corpo. Um estudo feito pela Escola de Medicina da Universidade de Baltimore, nos Estados Unidos, comprovou que rir faz a frequência cardíaca aumentar e provoca uma vasodilatação das artérias, melhorando o fluxo sanguíneo, o que reduz em 22% a pressão arterial. Além disso, esse conjunto de reações proporciona mais fluxo de sangue para todo o organismo.

Cérebro: esse melhor fluxo do sangue afeta diretamente o cérebro, que passa a desempenhar melhor suas funções vitais, estimulando a liberação de serotonina e endorfina, responsáveis pela sensação de prazer e felicidade.

Autoestima: como libera esses chamados "hormônios da felicidade", o riso também aumenta a autoestima e o alto-astral. Na Inglaterra, os pesquisadores Erin A. Heerey e Helen M. Crossley concluíram que sorrir de forma espontânea gera empatia e otimismo em nós mesmos e em quem nos cerca. Esses bons sentimentos facilitam as relações de amizade e confiança. Além disso, quem tem uma boa autoestima reconhece os seus defeitos, porém sabe que todos estamos em desenvolvimento, que ninguém é perfeito. Consegue, com facilidade, reconhecer também as suas próprias qualidades. Isso é o que nos protege nos momentos difíceis e nos dá força para superar os fracassos.

Sistema respiratório: durante a risada, os pulmões passam por uma hiperventilação, o que eleva a concentração de oxigênio na circulação sanguínea e resulta em melhor distribuição de oxigênio aos tecidos. Quando damos uma boa gargalhada, a absorção de oxigênio pelos pulmões aumenta, inalamos mais ar, e, com isso, a expiração também fica mais forte. Com maior ventilação pulmonar, o excesso de dióxido de carbono e vapores residuais é rapidamente eliminado, promovendo uma limpeza ou desintoxicação.

Colesterol: sorrir ajuda a aumentar os níveis de colesterol bom, o HDL, no sangue, segundo estudos feitos na Universidade de Loma Linda. Durante um ano os pesquisadores estimularam um grupo a assistir a filmes de comédia diariamente durante 30 minutos, dar gargalhadas, e descobriu que os níveis de HDL subiram 26%.

E há muitos outros benefícios: reduz a ansiedade e o medo, diminui os hormônios do estresse, diminui a dor, relaxa os músculos, previne doenças cardíacas e melhora o humor. Sem contar os benefícios sociais: fortalece relacionamentos, atrai pessoas, melhora o trabalho em equipe e ajuda a resolver conflitos.

Quero que você compreenda que é, sim, possível, por meio da mudança dos seus padrões mentais, a cura de doenças, mas também a atuação de forma preventiva.

Eu comentei, no capítulo anterior, sobre o estresse e suas consequências. Ele é um fator que pode intervir negativamente na resposta imunológica e provocar e/ou agravar doenças;

por isso, dentre as várias ações já citadas, quero ressaltar a importância de estratégias de gerenciamento do estresse e da ansiedade para contrapor e restaurar o equilíbrio. Uma sugestão extremamente efetiva é o desenvolvimento do hábito diário da meditação.

A prática regular de técnicas meditativas é uma das ferramentas de que dispomos para potencializar nosso sistema imunológico. São úteis para aumentar o número das células NK, combater infecções virais e células tumorais e aumentar a produção das células T, que exercem papel fundamental no processo de imunidade celular. Outro grande benefício está no aumento da neuroplasticidade.

A neuroplasticidade é a capacidade do cérebro de se adaptar a mudanças. Nosso sistema nervoso está preparado para se modificar conforme as nossas vivências, necessidades, estímulos e o ambiente em que estamos inseridos. Também é a neuroplasticidade que permite ao cérebro ser maleável a ponto de compensar lesões e traumas sofridos por um indivíduo.

Um estudo da Universidade de Harvard, publicado em 2017, revelou que, por meio da meditação, é possível até reconstruir a massa cinzenta do cérebro em apenas oito semanas; Isso é sensacional! A pesquisadora Sara Lazar, do Programa de Pesquisa e Neuroimagem e instrutora de Harvard Medical School em Psicologia, analisou imagens de ressonância magnética do cérebro dos participantes, duas semanas antes e logo após o término das oito semanas. Durante os estudos, os participantes praticaram meditação todos os dias por cerca de 30 minutos. As práticas incluíam gravações de áudio para a meditação guiada, meditação de não julgamento de sensações, sentimentos e estado de espírito.

A análise das imagens de ressonância magnética se concentrou em áreas em que as mudanças associadas à meditação foram observadas em estudos anteriores. Como resultado, os participantes exibiram aumento da massa cinzenta em quatro regiões do cérebro: hipocampo esquerdo, córtex cingulado posterior, junção temporoparietal esquerda e cerebelo.

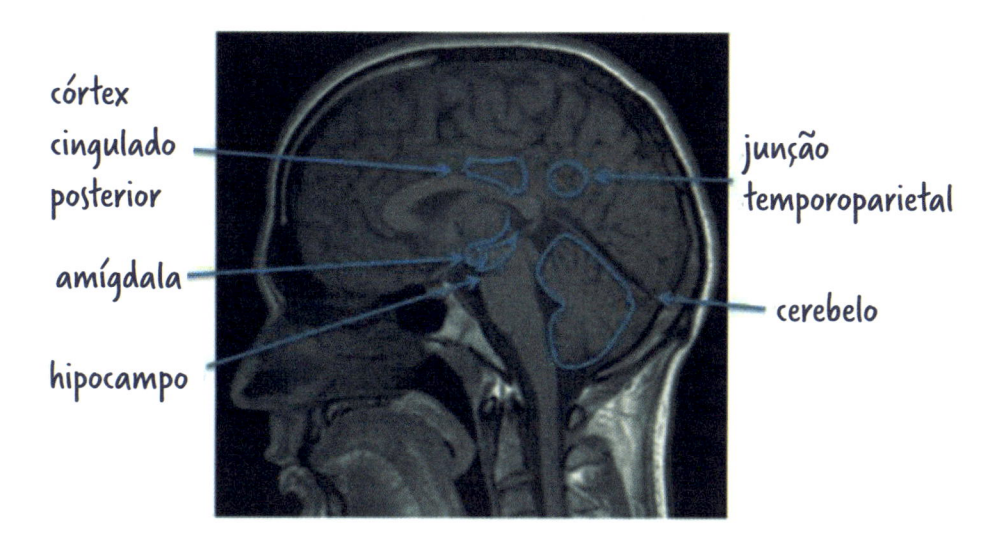

Acima está o perfil de um cérebro humano por meio de ressonância magnética. As regiões delinearam essa mudança após oito semanas de treinamento de meditação da atenção plena. Essas mudanças na massa cinzenta, vistas durante o estudo, indicaram melhorias emocionais e comportamentais, incluindo diminuição da ansiedade e do risco de recaída da depressão, redução da insônia e aumento do sentimento de compaixão.

Outro estudo, usando um tipo de ressonância magnética conhecido como "tensor de difusão de imagem", que detecta diretamente as fibras da substância branca – o conjunto de células com funções de apoio, sustentação, isolamento elétrico ou nutrição dos neurônios e gânglios do cérebro –, revelou que quem medita tem uma densidade aumentada de axônios, uma parte do neurônio responsável pela condução dos impulsos elétricos que partem da célula até os músculos ou outro neurônio.

A neurologista Suzanne O'Sullivan, no livro *It's all in your head* (*Isso é coisa da sua cabeça*, na versão em português), fala dessas dificuldades das pessoas, principalmente os médicos cartesianos, em aceitar que nossas emoções podem nos adoecer e nos curar. Ela diz que quase todos aceitamos sem problemas que o coração bata mais forte quando nos aproximamos da pessoa por quem estamos apaixonados, ou que as nossas pernas tremam quando é preciso falar em público. São emoções que provocam os sintomas físicos. Entretanto, é difícil aceitar que os mesmos pensamentos que causam um frio na barriga cheguem a desencadear doenças graves, como cegueira, convulsões e paralisias.

"Ninguém está a salvo dessas doenças, e há centenas de causas que as originam". Segundo O'Sullivan, casos extremos, como convulsões ou paralisias, costumam nascer de traumas psicológicos severos; os menos graves podem surgir de um amontoado de pequenos esgotamentos que o indivíduo não sabe administrar. Também depende da atenção que a pessoa dispensa às dores; se ficar obcecada e buscar repetidamente uma explicação absoluta que não existe na medicina, é possível que acabe desenvolvendo uma doença psicossomática.

Após essas explicações, você deve estar interessado em saber mais sobre como utilizar o poder da mente para o processo de cura. Para isso, é preciso aprender que é fundamental criar um ambiente que estimule o poder de cura do corpo através da mente.

Isso se consegue com dedicação e disciplina. Não existe fórmula mágica, nem qualquer tecnologia futurista, mas a prática regular. Faço uma analogia com uma plantação: para um bom cultivo, o agricultor prepara o solo da melhor maneira possível para posteriormente plantar as sementes, na expectativa de uma colheita abundante. No caso, a terra é a nossa mente. É necessário prepará-la com muito amor e dedicação para colher bons frutos (bem-estar, imunidade, melhora da *performance* mental etc.). Por meio da meditação, podemos aprender a aceitar nossas emoções humanas e canalizá-las para áreas de expressão mais positivas.

Desmistificando a meditação

A meditação é um exercício milenar que, de alguma forma, faz parte de quase todas as religiões do mundo. Vemos algumas formas comuns de meditação: atenção focada ou concentração, atenção plena e compaixão. Estas são praticadas em toda parte e compreendidas como uma forma de ginástica cerebral.

A descoberta dos benefícios dessas práticas coincide com recentes constatações da neurociência que mostram que mesmo o cérebro adulto pode ser profundamente transformado através da experiência.

Meu objetivo é que você possa, no fim desta leitura, colocar rapidamente em prática todos os aprendizados. Por isso lhe ensinarei uma técnica simples, que pratico e ensino a meus clientes: a meditação *mindfulness*, ou atenção plena.

No mundo atual, de alta complexidade e em constante mudança, com demandas e distrações diversas como as redes sociais, temos nossa atenção ameaçada constantemente. Um estudo da Universidade de Harvard aponta que em 46,9% do nosso tempo não estamos focados no que estamos fazendo.

Preste muita atenção nisso: a ciência demonstra que a estabilidade da atenção é o fator mais importante para a alta *performance* e o bem-estar sustentáveis. A boa notícia é que podemos treinar a atenção para desenvolver uma mente mais saudável, feliz e produtiva, e esse treinamento é feito com técnicas de meditação simples e amparadas pela ciência.

O que é atenção plena?

A atenção plena é uma prática milenar, com origem no budismo, mas somente no século passado se difundiu pelo mundo, mais precisamente em 1979. Nesse ano, Jon Kabat-Zinn, o médico fundador da clínica Stress Reduction – localizada na Universidade de Massachusetts –, apresentou o primeiro programa de *mindfulness*. Segundo Kabat-Zinn, essa técnica consiste em manter a consciência e a atenção no aqui e no agora, sem qualquer tipo de julgamento.

Mindfulness, ou atenção plena, é a capacidade humana básica de estar totalmente presente, ciente de onde estamos e do que estamos fazendo, e não excessivamente reativo(a) ou sobrecarregado(a) com o que está acontecendo ao nosso redor. Isso quer dizer que precisamos viver o momento presente. Simples, porém complexo para muitas pessoas.

Torna-se complexo porque nossa mente tende a fugir, perdemos contato com nosso corpo e logo nos envolvemos em pensamentos sobre algo que acabou de acontecer ou nos preocupamos com o futuro. Sabemos que o excesso nos torna ansiosos. Em um estudo recente, as Nações Unidas afirmam que os transtornos de ansiedade e depressão estão entre as maiores causas de incapacidade no mundo. Isso é muito preocupante!

As técnicas de atenção plena nos ajudam a manter o foco no presente, conscientes de onde estamos, do que estamos fazendo e do que está acontecendo ao nosso redor. Embora a atenção plena seja inata, ela pode ser resgatada. Essa prática é tão versátil que você pode fazer sentado(a), andando, de pé, parado, em movimento, ou deitado(a) (muitas vezes leva ao sono).

Uma dica para iniciantes: não se obrigue a meditar por longos períodos, como fazem os mais experientes. Forçar-se a meditar por grandes períodos, em vez de diminuir sua ansiedade e causar bem-estar, pode ter efeito contrário. Inicie com pequenos períodos, insira essa prática na vida cotidiana e crie um novo hábito para obter seus benefícios.

A relação entre *mindfulness* e saúde mental é reconhecida até mesmo pelo Ministério da Saúde, que autoriza o uso como complemento às demais formas de tratamento, como terapia a pessoas que sofrem com depressão, esquizofrenia, compulsão alimentar, dores crônicas e até dependência de drogas.

Os benefícios da atenção plena se estendem ao âmbito profissional. Um estudo realizado em 2010 e publicado na revista Science provou que no trabalho passamos metade do tempo pensando em outras coisas. Outro dado interessante dessa pesquisa é que, quando estamos focados no que estamos fazendo, ficamos mais felizes. E o contrário também é verdadeiro. Observa-se aumento do rendimento e da produtividade em geral através do desenvolvimento da atenção, da concentração e da resiliência.

Você sabia que a felicidade tem relação direta com a saúde? Uma pesquisa de 2018 da empresa norte-americana CVA Solutions mostrou que 67% das pessoas entrevistadas que relataram ter uma vida feliz tinham também boa saúde, independentemente da idade. Entre os entrevistados que se identificavam como indivíduos felizes, 40% contavam com o IMC dentro da normalidade, mais da metade praticava exercícios físicos regularmente e 64% se consultavam com algum médico de forma frequente. E mais: 73% não tinham nenhuma doença crônica e tinham expectativa de vida acima da média.

Podemos concluir que a atenção plena nos ajuda a evitar uma série de doenças, principalmente aquelas que "cultivamos" inconscientemente e que podem causar graves problemas. Nesse sentido, desde 2004 o National Health Service (NHS – Sistema de Saúde Inglês) tem apoiado o uso da meditação *mindfulness* associado à psicoterapia para o tratamento de recorrência em adultos com diagnóstico de depressão.

Conheça outros benefícios incríveis do treinamento mindfulness

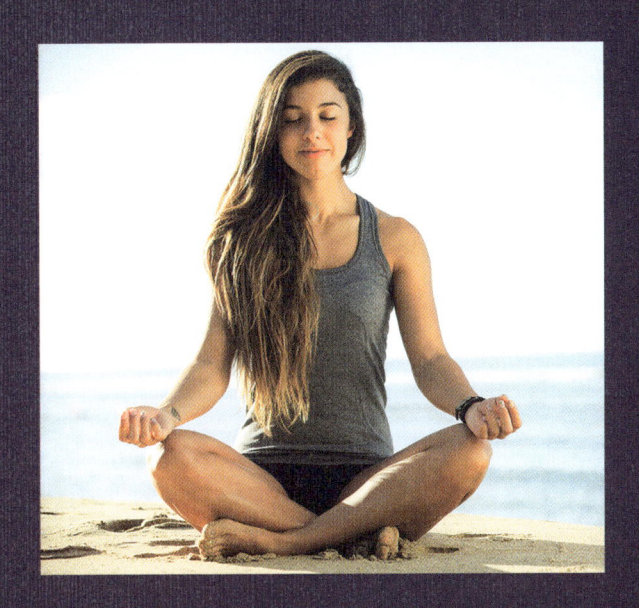

➤ Aumenta sua autonomia mental e emocional, para que você passe a fazer melhores escolhas. A meta é que você seja capaz de avaliar seus objetivos e traçar um plano para realizá-los. Estudos mostram que os meditadores encontram mais significado em suas vidas, e os desafios são vistos como oportunidades e não ameaças;

➤ Reduz o estresse e a hipertensão, assim como a irritabilidade, a ansiedade, a insônia, a depressão, e melhora o sistema imunológico, como dito no início do capítulo;

➤ Diminui o impacto de condições sérias, tais como dor crônica e câncer (também pode ajudar a aliviar a dependência de bebidas e drogas);

➤ Melhora os relacionamentos, tornando-os mais duradouros.

Agora lhe pergunto: quem não quer felicidade, aumento da *performance* no trabalho e discernimento para fazer boas escolhas? Acredito que esse seja um desejo unânime, por isso vou orientá-lo(a) a praticar de forma descomplicada a meditação *mindfulness* (atenção plena).

Vamos praticar?

• A beleza e a simplicidade da meditação é que você não precisa de nenhum equipamento;
• Tudo o que é necessário é um espaço silencioso e alguns minutos por dia;
• Comece com 1 minuto, 5 minutos ou 10 minutos, podendo inicialmente dividi-los em 5 minutos, duas vezes ao dia;
• De preferência medite no mesmo horário, todas as manhãs;
• Dessa forma, você estabelecerá o hábito e, em breve, sempre meditará pela manhã, assim como escova os dentes.

Atenção: as especificidades da sua prática dependerão do tipo de meditação que escolher.

Passo a passo

1. Adote uma posição cômoda, que permita seu corpo se acomodar e ficar estabilizado. Comece fazendo uma ou duas respirações mais profundas para levar a atenção ao corpo e, aos poucos, comece a notar as sensações do momento (o contato do corpo com o chão ou com a cadeira, a temperatura da pele, sensações em geral). Esse passo pode durar por volta de um minuto ou até menos.

2. Aos poucos, comece a tomar consciência da respiração. Pode prestar atenção aos movimentos do tórax e do abdome durante a inspiração e a expiração e/ou às sensações da passagem do ar que entra e sai pelas narinas durante a respiração. Alternativamente você pode contar as respirações (numerando cada ciclo de respiração: inspiração-expiração um, dois, três etc.). Em geral, recomenda-se contar até dez e começar novamente a partir do número 1. É importante seguir o fluxo natural da respiração, sem tentar alterá-la, apenas observando e tomando consciência dela.

3. É comum e esperado que sua mente comece a divagar em algum ponto, quando surgir alguma distração do tipo pensamento, sentimento ou preocupação, por exemplo. Isso é normal e faz parte do exercício (não estamos buscando "tela em branco", e sim lidar melhor com a nossa própria mente). Nessas divagações, de maneira gentil e sem forçar ou brigar com os pensamentos e distrações, simplesmente tome consciência disso e, na medida do possível, volte a cuidar da respiração. Faça esse movimento de perceber que a mente divagou e volte a tomar consciência da respiração, sempre que necessário, muito provavelmente várias vezes durante a técnica.

4. Antes de terminar a sessão, volte a levar a atenção para as sensações de todo o corpo nesse momento e, aos poucos, finalize a prática.

Essa é uma técnica básica de concentração e respiração para que você comece a sentir seu corpo e se preparar para usufruir tudo de bom que a atenção plena pode lhe proporcionar. Acho incrível como a mente, em condições ideais, pode intervir diretamente na saúde do corpo físico. Ressalto que todos os pilares – corpo, mente e espiritualidade – possuem o mesmo grau de importância, são inseparáveis e estão interligados. Dividi em capítulos para ficar mais didático.

Para ajudá-lo(a) a sedimentar todo o conhecimento adquirido até agora, nada melhor que um caso clínico real da minha prática médica.

Caso clínico

Dados de identificação

Nome: M P
Idade: 70 anos
Sexo: M
Religião: católico
Queixa principal: fortes dores de cabeça diariamente pela manhã e depressão.

História da doença atual: início dos sintomas há 60 anos, após incidente de grande impacto emocional na infância.

Evolução: cefaleia matinal diária, incapacitante na maioria dos dias. Já se consultou com diversos especialistas, realizou investigação minuciosa através de exames laboratoriais e de imagem com resultados "normais". Refere como causa da depressão a cefaleia crônica.

História pessoal e social: presenciou tentativa de suicídio do tio aos 4 anos de idade. Aos 11 anos viu a retirada, pelo corpo de bombeiros, do corpo de um homem vítima de suicídio por enforcamento (eventos traumáticos na infância).

Personalidade prévia: inibição comportamental (temperamento relacionado com depressão).

História familiar: mãe, irmã e tio depressivos (hereditariedade para depressão).

Estrutura familiar: divórcio na juventude (estressor relacionado à depressão).

Exame do estado mental: no momento do primeiro atendimento: desmotivado, triste e pessimista.

Método diagnóstico: inicialmente usei o método infalível – uma boca e dois ouvidos. Nós, médicos, precisamos aprender a ouvir mais nossos clientes e falar menos. Muitos chegam até nós com a necessidade de expor suas emoções e seus sentimentos. De fato, só através dessa exposição poderemos ajudá-los na obtenção da saúde e/ou cura de suas enfermidades.

Hipóteses diagnósticas: depressão desencadeada por trauma na infância e na vida adulta e hereditariedade; cefaleia de origem mental: culpa e medo.

Plano terapêutico inicial: meditação *mindfulness* diariamente e "trabalhar" a culpa na terapia.

Evolução: após 30 dias, retornou para consulta para avaliação dos exames laboratoriais e das queixas iniciais:
- Melhora expressiva na cefaleia (70%);
- Refere mais motivação e vontade de viver.

Esse quadro clínico retrata muito bem a importância dos três pilares da saúde integral. Meu cliente possuía vários fatores associados à depressão e uma importante queixa de cefaleia. O tratamento pelo qual ele esperava era o convencional alopático, que ele já havia feito, sem sucesso, durante 60 anos. Quer saber qual foi o diferencial da minha consulta?

Pois bem, após praticamente duas horas de anamnese, com muita conversa, reflexões e algumas lágrimas, minha abordagem foi totalmente diferente da que ele conhecia (estava aguardando a mesmice de sempre), pois, sabendo da importância e da enorme influência da mente na saúde do corpo físico, utilizei esse pilar a seu favor. A melhora da cefaleia, que o atormentava havia anos, sem utilizar nenhum medicamento alopático e ver um sorriso em sua face, deixou meu coração repleto de felicidade.

Esse meu cliente tinha vários componentes genéticos e ambientais para depressão, que poderiam levá-lo ao mesmo destino de seu tio (suicídio); porém, durante a consulta, pude identificar o pilar que o manteve de pé e confiante durante todos esses anos de sofrimento. Ele possui forte convicção em sua espiritualidade.

Sua fé é inabalável!

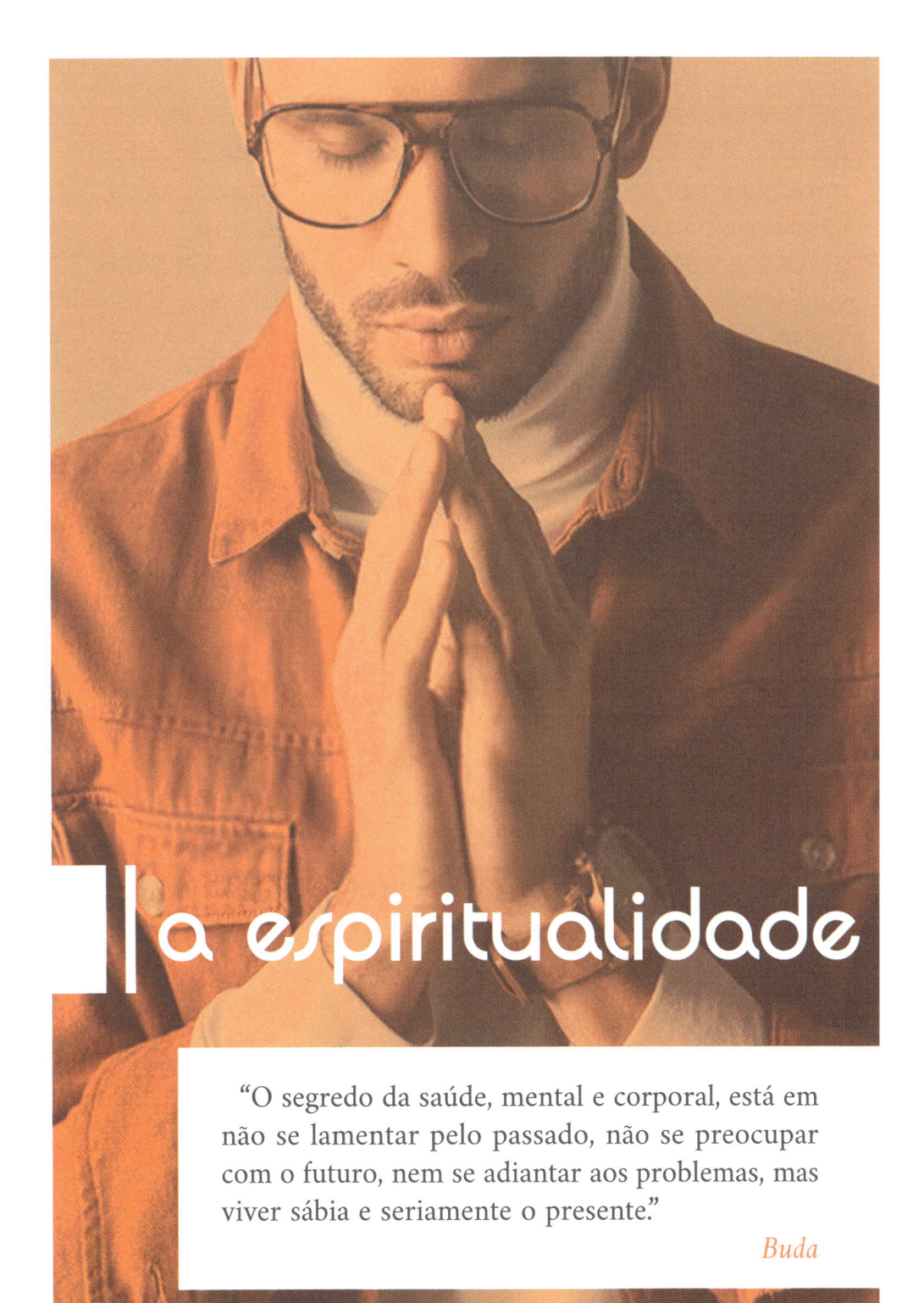

a espiritualidade

"O segredo da saúde, mental e corporal, está em não se lamentar pelo passado, não se preocupar com o futuro, nem se adiantar aos problemas, mas viver sábia e seriamente o presente."

Buda

É necessário, logo de início, esclarecer que não estou fazendo apologia a nenhuma religião. Entenda que a espiritualidade é universal e não se restringe a uma religião propriamente dita, cultura ou determinado grupo de pessoas, mas envolve valores pessoais e íntimos, constituindo-se naquilo que dá sentido à vida e, como tal, promove o crescimento pessoal e a reflexão acerca das experiências vividas.

É um conceito mais amplo que religião, pois essa é uma expressão da espiritualidade. Ou seja, ela pode ser definida como um sistema de crenças que contempla elementos intangíveis, que transmitem vitalidade e significado a eventos da vida. Quem tem fé crê!

A palavra fé vem do latim *fide*, que quer dizer "fidelidade". E isso engloba confiança, crença e credibilidade, em oposição totalmente contrária à dúvida.

Quem tem fé não duvida. Não existe a possibilidade do "mas será?". Ter fé é ter um sentimento de total confiança em algo ou alguém, ainda que não haja nenhum tipo de evidência tangível a comprovar sua existência. Em algumas situações, como problemas emocionais ou físicos, ter fé significa ter esperança de que algo vai mudar sua vida de forma positiva e para melhor.

Está claro que não estou falando de religião, porque ter fé não significa necessariamente ter uma religião. Pode-se ter fé em mil coisas. É o sentimento de entrega, de confiança e de certeza que compõe o terceiro pilar da saúde plena.

Vale lembrar que estou escrevendo sobre ele por último apenas por uma questão didática. Isso não quer dizer que ele seja menos importante que os outros – corpo e mente. Todos os pilares são igualmente importantes.

Como você poderá constatar no decorrer deste capítulo, a fé e a espiritualidade agregam incontáveis benefícios na área da saúde. Nós podemos utilizar essa forma para mobilizar energias extremamente positivas, com potencial ilimitado para melhorar a qualidade de vida do nosso cliente. E, o mais incrível, com embasamento científico!

Muitos podem estar surpresos por nunca terem tido informações como essas vindas de um médico. Infelizmente ainda predomina no meio médico uma concepção preconceituosa e simplória do que é saúde.

Tem-se a ilusão de que a saúde se limita à quantidade de alimentos ingerida e na prática de atividades físicas exclusivamente para não engordar. Neste ponto do livro, com tantas informações, já ficou bem claro que precisamos extinguir definitivamente esses velhos paradigmas e, principalmente, fugir de profissionais obsoletos.

Devido à importância desses conhecimentos e sua escassa abordagem por profissionais da área da saúde, senti a necessidade de escrever este livro. Sinto-me muito feliz de ser, no Brasil, uma das médicas pioneiras a escrever sobre esse tema inovador.

Pasme: o que aqui no Brasil estamos começando a difundir a pequenos passos, nos Estados Unidos, há mais de uma década, exige-se que os programas de residência médica em Psiquiatria incluam no currículo questões religiosas e espirituais.

Inúmeros estudos deram margem a novas pesquisas, que vêm abrindo espaço para a reflexão e o tratamento da pessoa enferma, levando-se em consideração sua dimensão espiritual.

Mais de 850 estudos examinaram a relação entre envolvimento espiritualista e vários aspectos da saúde mental. A maioria constatou que pessoas com melhor saúde mental e adaptadas com mais sucesso ao estresse são religiosas. Relembrando, o estresse é um fator agravante e/ou causal de diversas doenças.

Somando-se a esses estudos, outros 350 têm examinado envolvimento religioso e saúde. A maioria das pesquisas indica que tratamentos médicos têm resultados melhores em pessoas que praticam atividades religiosas e que quem tem fé, no sentido religioso ou espiritual, é fisicamente mais saudável, tem estilo de vida mais equilibrado e usa menos serviços de saúde.

Isso ainda quer dizer que a espiritualidade afeta também a economia, porque reduz os gastos hospitalares, medicamentosos e laboratoriais.

O que diz a ciência?

O pesquisador americano e médico Harold Koenig (um dos pioneiros nos estudos científicos em torno da cura pela fé) e equipe concluíram que, ao rezar, pacientes religiosos controlam indiretamente suas doenças. Ao crerem que estão sendo cuidados por Deus, protegem-se do isolamento psicológico que domina grande parte dos pacientes.

Ademais, foi realizado um estudo com 455 idosos internados. O médico observou que a média de internação dos que frequentavam a igreja mais de uma vez por semana era de quatro dias. Já os que iam raramente ou nunca iam chegavam a passar até 12 dias hospitalizados.

Isso é fundamental na internação hospitalar de idosos, pois dados estatísticos indicam que internações por período superior a sete dias estão relacionadas a maior risco de infecção hospitalar e perda da capacidade funcional, mudanças na qualidade de vida desses pacientes, por vezes, irreversíveis. Além disso, mais chances de óbito foram associadas ao grau de dependência a admissão ou piora durante o período de internação, condições clínicas graves e necessidade de cuidadores.

Conexão corpo-mente-espiritualidade

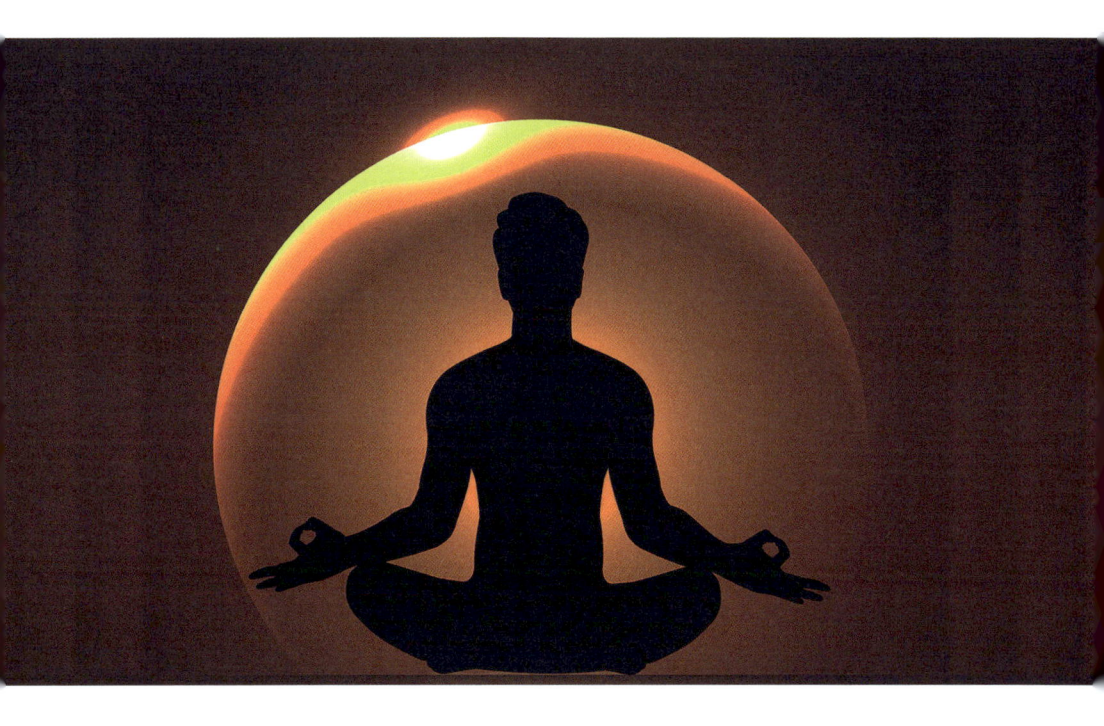

Para elucidar o quão importante é a conexão entre os três pilares da saúde integral, tema deste livro, vamos dissertar brevemente sobre duas situações já esplanadas. A primeira é sobre um dos nossos piores inimigos (quando mal gerenciado): o estresse!

O médico Herbert Benson, da Faculdade de Medicina de Harvard, afirma que o estresse é responsável por ao menos 60% das doenças que atingem o homem moderno. Não subestime esse número! Muitas pessoas estão desenvolvendo ou piorando suas doenças devido ao estresse. Felizmente podemos amenizar seus efeitos deletérios.

Segundo ele, ao orar e/ou meditar seguidas vezes, o paciente atinge um estado de relaxamento capaz de reduzir, no organismo, o impacto de hormônios como adrenalina, noradrenalina e cortisol (hormônio que modula o estresse). A oração continuada desacelera os batimentos cardíacos e o ritmo de respiração, baixa a pressão sanguínea e reduz a velocidade das ondas cerebrais, melhorando a condição física.

A segunda situação se refere a outro ponto importantíssimo das pesquisas do Dr. Benson sobre a presença da interleucina-6. Para que você possa entender melhor, interleucina-6 é um marcador inflamatório. Está lembrado(a) da inflamação crônica subclínica?

Pois bem, os marcadores inflamatórios são proteínas de baixo peso molecular com funções metabólicas e endócrinas, que participam dos mecanismos de inflamação e da resposta imunológica do corpo para garantir o equilíbrio, ou seja, a homeostase. É uma proteína pró-inflamatória, capaz de desencadear reações no sistema imunológico que podem danificar qualquer órgão do corpo humano.

Os órgãos mais vulneráveis a esse processo são as artérias, o intestino, as articulações e os sistemas hormonais. Todos esses sistemas são atacados durante anos, talvez décadas, sem que o organismo expresse sintoma algum.

O médico comprovou que pessoas que raramente iam à igreja tinham altos níveis de interleucina-6 no sangue, enquanto nos frequentadores assíduos esses índices eram significativamente mais baixos.

Validando os resultados do Dr. Benson, o psiquiatra Harold Koenig, diretor do Centro para Estudos da Religião, Espiritualidade e Saúde da Universidade Duke, Estados Unidos, afirma que, entre as 24 pesquisas que realizou em 20 anos, a que mais o surpreendeu foi a que abordou o efeito da fé sobre o sistema imunológico.

Entre 1986 e 1992, foram colhidas 4 mil amostras de sangue de pessoas com mais de 65 anos, separadas em dois grupos: as que frequentavam regularmente a igreja e as que não tinham hábitos religiosos. O nível de interleucina-6 foi menor entre os fiéis, "o que quer dizer melhor sistema imunológico", concluiu ele.

Para finalizar os benefícios na inflamação crônica subclínica, um estudo prospectivo de 6 anos com 557 idosos apontou que, entre aqueles que frequentavam serviços religiosos, o risco relativo de morte se reduzia 78% e os níveis de interleucina-6 eram 66% menores durante o período de seguimento.

Está bem evidente a importância da mente e da espiritualidade no auxílio, de maneira ativa, na saúde do corpo físico.

Outros benefícios

Em 2001 foi realizado um estudo na Universidade Duke, intitulado Mantra (*Monitoring and actualization of noetic training*), que analisou cinco grupos, com 120 pacientes cardíacos submetidos à angioplastia. Um grupo piloto foi tratado apenas com a medicina tradicional padrão.

O estudo examinou a viabilidade da aplicação de quatro terapias noéticas: diminuição do estresse, imagens, terapia por toque e oração. Os questionários preenchidos antes da ICP (intervenção coronária percutânea) refletiam as crenças religiosas e a ansiedade dos pacientes. Os pontos finais do índice de hospitalização incluíram isquemia pós-ICP, morte, infarto do miocárdio, insuficiência cardíaca e revascularização urgente. A mortalidade foi acompanhada por 6 meses após a hospitalização.

Resultado: os pacientes tratados com a terapia noética tiveram de 25% a 30% de redução dos efeitos colaterais – como morte, insuficiência cardíaca e ataque cardíaco – em relação ao grupo de controle, tratado com a medicina tradicional.

"A noética é um dos novos ramos da ciência que pretende, através do método teórico-experimental, descobrir as respostas para várias dessas indagações milenares; ela busca inclusive, por meio de inúmeras experiências científicas, comprovar a existência da alma e da vida depois da morte. Visando esse fim, diversas práticas experimentais procuram mensurar a relação mútua entre consciência e corpo físico."

Inúmeras pesquisas estão sendo desenvolvidas no sentido de provar que a crença, o cultivo de uma fé e a participação em uma comunidade religiosa fazem bem para a saúde e ajudam as pessoas a viver mais, ou seja, ressalta-se a fé como um fator de saúde. E mais: investigam se a fé faz parte de nosso DNA.

Em seu livro *The God Gene: how faith is hardwired into our genes* (O gene de Deus: como a fé está embutida em nossos genes), o biólogo molecular americano Dean Hamer afirma ter encontrado o gene responsável pela espiritualidade. Esse gene teria a função de produzir neurotransmissores que regulam o temperamento e o ânimo das pessoas. Os sentimentos mais profundos de fé seriam resultado de uma descarga de elementos químicos cerebrais controlados por nosso DNA.

Não resta dúvida de que estamos entrando numa área de interação entre mundos que pareciam distintos, o científico e o religioso, mas que estão sendo resgatados por essa nova medicina, que trata não apenas a doença, mas o paciente como um todo e parte do princípio de que a doença é o resultado da equação e não a equação em si.

E essa ideia de integração da espiritualidade como parte da medicina, a que muitos médicos resistem, nem é uma novidade.

Muitas vezes precisamos recorrer ao passado para compreender o presente. Leia agora um pouco de história:

Na Grécia Antiga, Platão combinava ciência com elementos espirituais, enfatizando a necessidade de tratar a "alma", bem como o corpo físico. Na Alexandria, os médicos entendiam as doenças orgânicas como consequências dos desequilíbrios da alma. A ira, o ódio, a inveja, a cobiça, o medo, entre outros, eram considerados a origem das doenças físicas e tratadas dessa forma.

A associação entre espiritualidade e saúde vem das cavernas, atravessa as aldeias, passa pelo xamanismo, pela Idade Média, perpassa toda a História até chegar ao racionalismo de Descartes e, a partir daí, abre uma cisão que parece irreconciliável; porém, é necessária sua fusão, pois cada vez mais estudos nos mostram que essa relação da religiosidade e/ou espiritualidade com a saúde é intrínseca e ampla, o que nos aproxima da medicina integralista que praticamos, pois une todos os aspectos da vida: o corpo, a mente e a espiritualidade.

A OMS, desde a década de 1980, tem introduzido transformações na forma biopsicossocial-espiritual de abordagem do processo saúde-doença. O cuidado paliativo de pacientes terminais demonstra que altos níveis de bem-estar espiritual reduzem o sofrimento, principalmente com relação às doenças degenerativas crônicas.

Temas como o perdão, experiências espirituais diárias, suporte religioso e autopercepção de religiosidade melhoraram significativamente o estado de saúde mental ou de dor crônica. Algumas pessoas acreditam que Deus possa curá-las, outras, que seu problema é um castigo por erros cometidos, ou que há energias sobrenaturais que lhes causam sofrimento. Tudo isso influencia diretamente a mente humana, as expectativas de cura, o agravamento dos sintomas, como a frequência de ansiedade/depressão, intensificação dos processos de dor, agudos ou crônicos.

Com essas informações sobre os vários benefícios da espiritualidade para a saúde de modo geral, você pode estar se questionando: por que esses conhecimentos não são amplamente implementados na medicina? Esse também é um grande questionamento meu.

Veja: apesar do respaldo científico com pesquisas sólidas, dados e números muito expressivos e relevantes, apenas 10% a 20% dos pacientes pesquisados nos Estados Unidos disseram que os médicos consideravam a espiritualidade delas durante o tratamento. É necessária aqui uma reflexão: a resistência à aplicação do que estamos vendo está vindo dos médicos ou dos pacientes? Creio que você já saiba a resposta.

Os profissionais da saúde já contam com indicações científicas do benefício da espiritualidade na programação terapêutica de virtualmente qualquer doença. Não se trata mais de caridade ou medicina complementar; trata-se agora de ciência e tratamento médico.

Afinal, fizemos um juramento: "A saúde do meu doente será a minha primeira preocupação". Portanto, o médico que estiver comprometido com aquilo que é melhor a seu paciente deve considerar como apoiar a espiritualidade, se e quando ele considerar isso relevante. Um estudo norte-americano com pacientes internados indicou que:

• 77% gostariam que os médicos considerassem suas necessidades especiais;

• 37% gostariam que os médicos discutissem essas necessidades mais frequentemente;

• 48% gostariam que os médicos orassem com eles, quando possível.

É obvio que é necessário delinear os limites do exercício profissional, já que o médico não pode executar as tarefas de um sacerdote, mas o médico precisa ser treinado a entender os assuntos espiritualistas no ambiente clínico, independentemente de suas crenças. Para ensinar a fazer isso, o American College of Physicians sugeriu quatro perguntas que podem ser feitas aos pacientes:

1. A fé (religião, espiritualidade) é importante para você nessa doença?

2. A fé foi importante para você em outros momentos de sua vida?

3. Você tem alguém com quem falar sobre assuntos religiosos?

4. Você gostaria de explorar assuntos religiosos com alguém?

O cientista Harold Koenig nos lembra que esse "reencontro entre Deus e a medicina" partiu dos pacientes, que estão exigindo mais humanização no atendimento, e de constatações científicas de que a crença religiosa pode interferir de forma benéfica na saúde do homem.

As evidências de que existe algo maior nos gerenciando parece inegável agora, pela proximidade cada vez maior da ciência. Em março de 2019, foi realizado o Prêmio Templeton, um prêmio anual, considerado o "Nobel da Espiritualidade", que homenageia quem oferece "contribuição excepcional para a afirmação da dimensão espiritual da vida". Entre os agraciados, estão Dalai Lama e Madre Teresa de Calcutá. O vencedor foi um físico brasileiro, o professor Marcelo Gleiser.

Em aceitação ao prêmio, disse o professor: "O caminho para a compreensão e a exploração científica não é apenas sobre a parte material do mundo, mas também é uma parte espiritual do mundo". Para concluir, a intenção desse novo modelo de medicina é agregar aos métodos tradicionais cartesianos, como cirurgias ou medicamentos alopáticos, as terapias, antes batizadas erroneamente de "alternativas", como as técnicas meditativas, *yoga*, florais, massagens, acupuntura, práticas espiritualistas, entre outras, visando à integração do ser humano. Dessa maneira, resgatar a saúde integral, visto que, hoje, o egoísmo, a competitividade, a falta de fé, o desamor e os níveis de estresse cada vez mais elevados provocam, inevitavelmente, as doenças físicas. Não há como tratar e equilibrar um corpo doente se não nos atentarmos para os demais aspectos da saúde, como a mente e a espiritualidade.

A saúde plena só é possível quando a conexão entre nossos pilares, corpo-mente-espiritualidade, está em perfeita harmonia.

Gratidão!

Dra. Dayse Caldeira

Referências

ABRANTES, Talita. 7 carreiras com horários malucos. *Exame*, 12 ago. 2012. Disponível em: <https://exame.abril.com.br/carreira/7-carreiras-com-horarios-malucos/>. Acesso em: 30 abril 2021.

ANDRADE, Zilton A. Patologia da doença de Chagas: história e desafios. Disponível em: <http://chagas.fiocruz.br/patologia/>. Acesso em: 16 maio 2020.

APPLEGATE, Edith J. Anatomia e fisiologia: Aprendendo o sistema. 4. ed. Rio de Janeiro: Elsevier, 2012. p. 1-472.

BAER, R. A.; SMITH, G. T.; HOPKINS, J.; KRIETEMEYER, J.; TONEY, L. Using self-report assessment methods to explore facets of mindfulness. *Assessment*, v. 13, n. 1, p. 27-45, 2006.

BAGNOLI, V. R.; FONSECA, A. M. da; ASSIS, J. S. de; ROSAS, F. C.; PINOTTI, J. A. Terapia de reposição hormonal: esquemas. In: Terapia de reposição hormonal em situações especiais. [S.l: s.n.], 2001.

BATISTA, R. L. M.; BILHARINHO, B. de. Testosterone replacement in androgen insensitivity [Editorial]: is there an advantage? *Annals of Translational Medicine*, 2018.

BIOGÊNESE mitocondrial: link entre alimentação e exercício. *Centro de Nutrição Funcional*, 9 mar. 2018. Disponível em: <https://www.vponline.com.br/portal/noticia/855/biogenese-mitocondrial-link-entre-alimentacao-e-exercicio>. Acesso em: 17 maio 2020.

BIOMETRIX. Sequenciamento de DNA: desvendando o código da vida. Disponível em: <https://www.biometrix.com.br/sequenciamento-dna-desvendando-codigo-da-vida/>. Acesso em: 18 maio 2020.

BOWEN, S.; WITKIEWITZ, K.; DILLWORTH, T. M.; CHAWLA, N.; SIMPSON, T. L.; OSTAFIN, B. D. et al. Mindfulness Meditation and substance. Use in an Incarcerated Population. *Psychology of Addictive Behaviors*, v. 20, n. 3, p. 343-7, 2006.

BRASIL ESCOLA. Mitocôndrias. Disponível em: <https://brasilescola.uol.com.br/biologia/mitocondrias.htm>. Acesso em: 17 maio 2020.

BRASIL ESCOLA. Técnica pomodoro – o que é e como funciona. Disponível em: <https://brasilescola.uol.com.br/dicas-de-estudo/tecnica-pomodoro-que-e-e-como-funciona.htm>. Acesso em: 20 maio 2020.

BUENO, Maria Rita Passos. O projeto genoma humano. *Revista Bioética*, v. 5, n. 2, p. 145-55, 1997.

CORDEIRO, R. L. R.; VENTURA, M. de M.; DAMIANA, P. B.; GOMES, A. L. R.; LEITE, S. de P. Fatores relacionados ao óbito e à internação prolongada em uma enfermaria de geriatria. *Geriatrics, Gerontology and Aging*, v. 10, n. 3, p. 146-50, 2016.

DAVIDSON, R. J.; KABAT-ZINN, J.; SCHUMACHER, J.; ROSENKRANZ, M.; MULLER, D., SANTORELLI, S. F. et al. Alterations in brain and immune function produced by mindfulness meditation. *Psychosomatic medicine*, v. 65, n. 4, p. 567-70, 2003.

DE ROSE. Harvard: meditação reconstrói massa cinzenta do cérebro. Disponível em: <https://derosemooca.com.br/2017/10/17/harvard-meditacao-reconstroi-massa-cinzenta-do-cerebro/>. Acesso em: 22 maio 2020.

DEMARZO, Marcelo. Meditação aplicada à saúde. Disponível em: <https://www.researchgate.net/profile/Marcelo_Demarzo/publication/310842352_Meditacao_aplicada_a_Saude_Meditation_for_Health/links/5861287008ae329d61fefa08/Meditacao-aplicada-a-Saude-Meditation-for-Health.pdf>. Acesso em: 22 maio 2020.

DESGUALDO, Paula. Meditação mindfulness: sua mente tem poder. *Veja Saúde*, 23 ago. 2017. Disponível em: <https://saude.abril.com.br/especiais/meditacao-mindfulness-sua-mente-tem-poder/>. Acesso em: 22 maio 2020.

DOBKIN, Patricia L. Mindfulness-based stress reduction: What processes are at work? *Complementary Therapies in Clinical Practice*, v. 14, n. 1, p. 8-16, 2008.

DUNCAN, Bruce B.; SCHMIDT, M.; TIPOU, M. I. UFRGS. Inflamação subclínica, obesidade, diabetes e doenças relacionadas. *Revista HCPA*, v. 25, n. 3, p. 5-16, 2005.

EPSTEIN, Randi Hutter. Testosterona aumenta energia e libido, mas tem sido usada sem necessidade. *Viva Bem*, 5 abr. 2018. Disponível em: < https://www.uol.com.br/vivabem/noticias/redacao/2018/04/05/injecoes-e-geis-de-testosterona-sao-receitados-sem-que-haja-necessidade.htm?>. Acesso em: 15 maio 2020.

ESTOPA, Camila. Inflamação crônica subclínica e os efeitos na saúde. *Ibero Magistral*, 17 dez. 2020. Disponível em: <http://www.iberoquimica.com.br/blog/inflamacao-cronica-subclinica/>. Acesso em: 16 maio 2020.

FERREIRA, G. S. Disbiose intestinal: aplicabilidade dos prebióticos e dos probióticos na recuperação e manutenção da microbiota intestinal. Trabalho de Conclusão de Curso [Bacharelado em Farmácia] – Centro Universitário Luterano de Palmas, Palmas, Tocantins, 2014.

FIN, Cyntia Alencar. Metabolismo dos triacilgliceróis. Disponível em: <https://www.passeidireto.com/arquivo/2502363/15-metabolismo-dos-triacilglicerois>. Acesso em: 16 maio 2020.

FONSECA-ALANIZ, M. H.; TAKADA, J.; ALONSO-VALE, M. I. C.; LIMA, F. B. O tecido adiposo como centro regulador do metabolismo. *Arquivos Brasileiros de Endocrinologia & Metabologia*, v. 50, n. 2, p. 216-29, 2006.

FREDRICKSON, B. L.; JOINER, T. Positive emotions trigger upward spirals toward emotional well-being. *Psychological Science*, v. 13, n. 2, p. 172-5, 2002.

GEBARA, O. C. E.; VIEIRA, N. W.; MEYER, J. W.; CALICH, A. L. G.; TAI, E. J.; PIERRI, H. et al. Efeitos cardiovasculares da testosterona. *Arquivos Brasileiros de Cardiologia*, v. 79, n. 6, 2002.

HARVARD MEDICAL SCHOOL. A new look at testosterone therapy. Disponível em: <https://www.health.harvard.edu/mens-health/a-new-look-at-testosterone-therapy?utm_source=mens&utm_medium=pressrelease&utm_campaign=Mens0616>. Acesso em: 15 maio 2020.

HENZ, A. Diagnóstico da síndrome pré-menstrual: comparação de dois instrumentos – registro diário da intensidade dos problemas (DRSP) e instrumento de rastreamento de sintomas pré-menstruais (PSST). Dissertação [mestrado em Ciências da Saúde: Ginecologia e Obstetrícia] – Faculdade de Medicina, Universidade Federal do Rio Grande do Sul, 2016.

HERTOGHE, Thierry. The Hormone Handbook. 2. ed. International Medical Books – Publications.

HICK, S. F.; SEGAL, Z. V.; BIEN, T. Mindfulness and the Therapeutic Relationship. Guilford Press, 2008.

HUMAN GENOME PROJECT. Human genome project information. Disponível em: <https://web.ornl.gov/sci/techresources/Human_Genome/redirect.shtml>. Acesso em: 18 maio 2020.

IACONELLI, Vera. Depressão pós-parto masculina. Disponível em: <http://institutogerar.com.br/wp-content/uploads/2017/02/Iaconelli-V-Artigo-DEPRESS%C3%83O-POS-PARTO-MASCULINA.pdf>. Acesso em: 15 maio 2020.

INCA. Câncer de mama. Disponível em: <https://www.inca.gov.br/tipos-de-cancer/cancer-de-mama>. Acesso em: 18 maio 2020.

JHA, A.; KROMPINGER, J.; BAIME, M. J. Mindfulness training modifies subsystems of attention. *Cognitive Affective and Behavioral Neuroscience*, v. 7, n. 2, p. 109-19, 2007.

KABAT-ZINN, J.; LIPWORTH, L.; BURNEY, R.; SELLERS, W. Four-year follow-up of a meditation-based program for the self-regulation of chronic pain: treatment outcomes and compliance. *The Clinical Journal of Pain*, v. 2, n. 3, p. 159, 1986.

KERCHER, K. K. O.; GARCIA, M. C. R. Correlação da disbiose intestinal e obesidade: uma revisão bibliográfica. In: Salão do Conhecimento UNIJUÍ, Ijuí, 2016. Disponível em: <https://publicacoeseventos.unijui.edu.br/index.php/salaoconhecimento/article/download/6553/5328>. Acesso em: 4 maio 2021.

LEMOS, Artur Henrique. Da teoria às formulações em Ortomolecular. 1. ed. Rio de Janeiro, 2015.

LOW, C. A.; STANTON, A. L.; BOWER, J. E. Effects of acceptance-oriented versus evaluative emotional processing on heart rate recovery and habituation. *Emotion*, v. 8, n. 3, p. 419-24, 2008.

LUTGENDORF, S. K.; RUSSELL, D.; ULLRICH, P.; HARRIS, T. B.; WALLACE, R. Religious participation, interleukin-6, and mortality in older adults. *Health Psychology*, v. 23, n. 5, p. 465-75, 2004.

MAES, Jéssica. Veja como é feito o sequenciamento genético e para quais casos é indicado. *Gazeta do Povo*, 26 jul. 2019. Disponível em: <https://www.gazetadopovo.com.br/viver-bem/saude-e-bem-estar/vale-a-pena-fazer-o-seu-sequenciamento-genetico/>. Acesso em: 18 maio 2020.

MAGALHÃES, LANA. Nucleotídeo. Disponível em: <https://www.todamateria.com.br/nucleotideos/>. Acesso em: 18 maio 2020.

MARGIS, R.; PICON, P.; COSNER, A. F.; SILVEIRA, R. O. Relação entre estressores, estresse e ansiedade. *Revista de Psiquiatria do Rio Grande do Sul*, p. 65-74, abr. 2003.

MEDLEY. Mindfulness: o que é e como ajuda na saúde mental. Disponível em: <https://www.medley.com.br/podecontar/preciso-ajuda/mindfulness-o-que-e>. Acesso em: 22 maio 2020.

NADAL, Maria Victoria S. Quando a mente fabrica a doença. *El País*, 21 fev. 2016. Disponível em: <https://brasil.elpais.com/brasil/2016/02/10/ciencia/1455117172_434534.html>. Acesso em: 22 maio 2020.

NAOUM, Paulo Cesar. O DNA das doenças hereditárias. Disponível em: <http://www.ciencianews.com.br/arquivos/ACET/IMAGENS/dna/DNAhereditario.pdf>. Acesso em: 18 maio 2020.

NÃO há equilíbrio entre a vida pessoal e profissional de médicos, diz estudo. *Universo Visual*, 10 jun. 2018. Disponível em: <https://universovisual.com.br/secao/noticias/128/nao-ha-equilibrio-entre-a-vida-pessoal-e-profissional-de-medicos-diz-estudo>. Acesso em: 20 maio 2020.

O QUE acontece no cérebro durante a meditação. *Supera*, 18 fev. 2016. Disponível em: <https://metodosupera.com.br/o-que-acontece-no-cerebro-durante-a-meditacao/>. Acesso em: 4 maio 2021.

ORTNER, C. N. M.; KILNER, S. J.; ZELAZO, P. D. Mindfulness meditation and reduced emotional interference on a cognitive task. *Motivation and Emotion*, v. 31, p. 271-83, 2007.

PANTOJA, C. L.; COSTA, A. C. C.; COSTA, P. L. S.; ANDRADE, M. A. H.; SILVA, V. V.; BRITO, A. P. S. O. et al. Diagnóstico e tratamento da disbiose: Revisão Sistemática. *Revista Eletrônica Acervo Saúde*, n. 32, 2019.

PAULINO, C. A.; PREZOTTO, A. O.; CALIXTO, R. F. Associação entre estresse, depressão e tontura: uma breve revisão. *Equilíbrio Corporal e Saúde*, v. 1, n. 1, 2009.

PEREIRA, Benedito. Biogênese mitocondrial e exercício físico: hipótese do acoplamento elétrico-transcripcional. *Revista Brasileira de Educação Física e Esporte*, v. 29, n. 4, p. 687-703, 2015.

PEREIRA, I. G.; FERRAZ, I. A. R. Suplementação de glutamina no tratamento de doenças associadas à disbiose intestinal. Revista Brasileira de Saúde Funcional, v. 1, n. 1, 2017.

PERES, M. F. P.; ARANTES, A. C. L. Q.; LESSA P. S.; CAOUS, C. A. A importância da integração da espiritualidade e da religiosidade no manejo da dor e dos cuidados paliativos. *Revista de Psiquiatria Clínica*, v. 34, 2007.

PESSINI, Leo. A espiritualidade interpretada pelas ciências e pela saúde. *O Mundo da Saúde*, p. 187-95, abr./jun. 2007.

PORTAL EDUCAÇÃO. Síndrome da adaptação geral. Disponível em: < https://siteantigo.portaleducacao.com.br/conteudo/artigos/psicologia/sindrome-da-adaptacao-geral-sag/28257>. Acesso em: 22 maio 2020.

PORTAL MS. Síndrome de burnout: causas, sintomas, tratamentos, diagnóstico e prevenção. Disponível em: <http://portalms.saude.gov.br/saude-de-a-z/saude-mental/sindrome-de-burnout>. Acesso em: 20 maio 2020.

PORTAL SÃO FRANCISCO. Alimentos naturais. Disponível em: <https://www.portalsaofrancisco.com.br/alimentos/alimentos-naturais>. Acesso em: 20 maio 2020.

OLSZEWER, E.; LEVY, N.; AGUIAR, R. R. Terapia de modulação hormonal bioidêntica. 2. ed. Fapes Books, 2018.

OMS prevê que estresse e depressão vão liderar morte no mundo e cardiologistas se preparam. *Portal Saúde Business*, 26 set. 2013. Disponível em: <https://saudebusiness.com/voce-informa/oms-preve-que-estresse-e--depressao-vao-liderar-morte-no-mundo-e-cardiologistas-se-preparam/>. Acesso em: 20 maio 2020.

RACHID, Ítalo. Vida saudável. Disponível em: <https://longevidadesaudavel.com.br/vida-saudavel/>. Acesso em: 15 maio 2020.

SÁ, Katia Nunes. Espiritualidade e dor. *Revista Dor*, v. 18, n. 2, abr./jun. 2017.

SAAD, M.; MASIERO, D.; BATTISTELLA, L. R. Espiritualidade baseada em evidências. *Acta Fisiátrica*, v. 8, n. 3, 2001.

SANTOS, F.; LEITE, P. Testosterona alta no homem – sintomas e tratamento. *Mundo Boa Forma*, 15 jul. 2020. Disponível em: <https://www.mundoboaforma.com.br/testosterona-alta-no-homem-sintomas-e-tratamento/>. Acesso em: 15 maio 2020.

SANTOS, Vanessa Sardinha dos. Mitocôndrias. *Brasil Escola*. Disponível em: <https://brasilescola.uol.com.br/biologia/mitocondrias.htm>. Acesso em: 18 maio 2020.

SARAIVA, L. H. G.; MACHADO, J. P.; LELIS, W. B.; LACERDA, D. G. Mecanismos de resposta ao estresse crônico. *Anais SIMPAC*, v. 7, n. 1, 2015.

SBCOACHING. Neuroplasticidade: o que é, como funciona e importância. Disponível em: < https://www.sbcoaching.com.br/blog/neuroplasticidade/>. Acesso em: 4 maio 2021.

SCIENTIFIC AMERICAN. Genes de gêmeos idênticos não são iguais. Disponível em: <https://sciam.uol.com.br/genes-de-gemeos-identicos-nao-sao-iguais/>. Acesso em: 18 maio 2020.

SEU AMIGO FARMACÊUTICO. O que acontece quando uma mulher tem baixa testosterona?. Disponível em: <https://www.seuamigofarmaceutico.com.br/artigos-e-variedades/o-que-acontece-quando-uma-mulher-tem-baixa-testosterona-/320>. Acesso em: 15 maio 2020.

SHAPIRO, S. L.; OMAN, D.; THORESEN, C. E.; PLANTE, T. G.; FLINDERS, T. Cultivating mindfulness: effects on well-being. *Journal of Clinical Psychology*, v. 64, n. 7, p. 840-62, 2008.

SHAPIRO, S. L.; SCHWARTZ, G. E.; Bonner, G. Effects of mindfulness-based stress reduction on medical and premedical students. *Journal of Behavioral Medicine*, v. 21, n. 6, p. 581-99, 1998.

SILVA, W. J. M.; FERRARI, C. K. B. Metabolismo mitocondrial, radicais livres e envelhecimento. *Revista Brasileira de Geriatria e Gerontologia*, v. 14, n. 3, 2011.

SPECA, M.; CARLSON, L. E.; GOODEY, E.; ANGEN, M. A randomized, wait-list controlled trail: the effect of a mindfulness meditation-based stress reduction program on mood and symptoms of stress in cancer outpatients. *Psychosomatic Medicine*, v. 62, p. 613-22, 2000.

SUNDBLOM D.; MARKUS M. D. Effect of Spiritual Healing on Chronic Idiopathic. *The Clinical Journal of Pain*, v. 10, n. 4, p. 296-302, 1994.

TANG, Y. Y.; MA, Y.; WANG, J.; FAN, Y.; FENG, S.; LU, Q. et al. Short-term meditation training improves attention and self-regulation. *Proceedings of the National Academy of Sciences*, v. 104, n. 43, p. 17152-6, 2007.

TESTOSTERONA alta na mulher, saúde em baixa. *Sociedade Brasileira de Endocrinologia e Metabologia Regional São Paulo*, 6 mar. 2020. Disponível em: <https://www.sbemsp.org.br/para-o-publico/noticias/764-testosterona-alta-na-mulher-saude-em-baixa>. Acesso em: 15 maio 2020.

TUGADE, M. M.; FREDRICKSON, B. L. Resilient individuals use positive emotions to bounce back from neg. emotional experiences. *Journal of Personality and Social Psychology*, v. 86, n. 2, p. 320-33, 2004.

WEISSBECKER, I.; SALMON, P.; STUDS, J. L., FLOYD, A. R.; DEDERT, E. A.; SEPHTON, S. E. Mindfulness-Based Stress Reduction and Sense of Coherence Among Women with Fibromyalgia. *Journal of Clinical Psychology in Medical Settings*, v. 9, p. 297-307, 2002.

INFORMAÇÕES SOBRE NOSSAS PUBLICAÇÕES
E ÚLTIMOS LANÇAMENTOS

- editorapandorga.com.br
- /editorapandorga
- pandorgaeditora
- editorapandorga

- vitaleditora.com.br
- /selovital
- vitaleditora

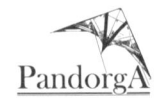